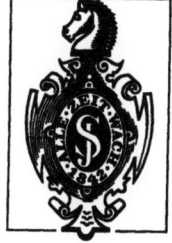

Therapie des Harnblasenkarzinoms

Herausgegeben von
K.-H. Bichler, St. H. Flüchter
und W. L. Strohmaier

Mit 62 Abbildungen, davon 3 in Farbe

Springer-Verlag
Berlin Heidelberg New York
London Paris Tokyo

Prof. Dr. med. KARL-HORST BICHLER
Priv. Doz. Dr. med. STEPHAN HERIBERT FLÜCHTER
Dr. med. WALTER LUDWIG STROHMAIER

Abteilung für Urologie der
Eberhard-Karls-Universität Tübingen
Calwer Straße 7
D-7400 Tübingen

ISBN-13:978-3-642-72671-2   e-ISBN-13:978-3-642-72670-5
DOI: 10.1007/978-3-642-72670-5

2122/3130-543210

Mitarbeiterverzeichnis

Die Anschriften sind jeweils bei Beitragsbeginn angegeben

Ammon, J.   37

Bichler, K.-H.   1, 23, 63, 87, 119, 131

Debruyne, F. M. J.   51

Flüchter, St. H.   1, 63, 131

Geboers, A. D. H.   51

Gehl, H.-B.   37

Gericke, D.   87

Harzmann, R.   87

Hofstetter, A.   99

Jocham, D.   109

Karstens, J. H.   37

Laberke, H. D.   63

de Mulder, P. H. M.   51

Schanz, F.   119

Schmiedt, E.   109

Schubert, G. E.   5

Schulz, D.   63

Strohmaier, W. L.   1, 23, 119, 131

Walter, E.   63

Inhaltsverzeichnis

Einführung

K.-H. BICHLER [1], ST. H. FLÜCHTER [1] und W. L. STROHMAIER [1]

Zielsetzung dieses Buches zur Therapie des Harnblasenkarzinoms ist die Information über den heutigen Stand der operativen und konservativen Behandlung des Harnblasenkarzinoms.

Entsprechend der zentralen Stellung der transurethralen Elektroresektion für die Behandlung des Harnblasenkarzinoms wird über den derzeitigen Stand dieser Operationstechnik berichtet. Während Tumorstadien T_A T_1 der kurativen transurethralen Therapie zugänglich sind, erfordern die tiefer infiltrierenden Tumoren mit meist schlechterem Grading radikale, offene operative Maßnahmen. Die Grenze, wann die TUR vorteilhaft, wann die totale Zystektomie mit allen anatomischen Konsequenzen notwendig ist, wird heute schärfer gezogen, da Fortschritte in der Bewertung des Tumormalignitätsgrades erzielt sowie diagnostische Methoden verbessert wurden und heute in ihrer Aussagekraft besser abgeschätzt werden können. Hierzu gehören insbesondere Aussage zur Multilokularität und zur Tumorprogressionswahrscheinlichkeit.

Die operative Therapie umfaßt neben der Elektroresektion im wesentlichen die Zystektomie. Aufgrund der Effizienzsteigerung kommt dabei den Mehrschrittverfahren eine große Bedeutung zu. Zu nennen sind hier neoadjuvante integrierte Therapieverfahren, d.h. Therapiekombinationen wie Chemotherapie und Strahlen oder Chemotherapie und lokale Hyperthermie vor der radikalen Karzinomchirurgie unter kurativer Zielsetzung. Diese Verfahren führen bei tolerierbaren Nebenwirkungen zu einem suffizienten Tumordebulking, im Einzelfall zur restlosen Tumornekrose, und ermöglichen technisch die Tumorentfernung im besonderen bei primär inoperablen Karzinomen. Bei den konservativen Maßnahmen ist es vor allem die Anwendung von Zytostatika-Kombinationen, die die Effektivität der Zytostase bei Harnblasenkarzinom eröffnen. Hier werden die Konzepte der systemischen Behandlung ebenso wie die Oberflächenanwendung als auch die spezielle Technik der lokalen intra-arteriellen Applikation ausführlich dargestellt.

Während in den vergangenen Jahren die Strahlentherapie des Harnblasenkarzinoms eher an Bedeutung verloren hat, zeigt sich jetzt in der Einbeziehung der Strahlenbehandlung in integrierten Therapiekonzepten eine Renaissance.

Eine weitere neue Therapieform ist die lokale Überwärmungsanwendung bei Harnblasenkarzinomen. Grundlagenforschungen zeigten hier eine Schädigung insbesondere des entdifferenzierten Tumorgewebes durch die Hyperthermie. Die

---

[1] Abteilung für Urologie, Eberhard-Karls-Universität Tübingen, Calwer Straße 7, D-7400 Tübingen.

Therapie des Harnblasenkarzinoms
(K.-H. Bichler, St. H. Flüchter u. W. L. Strohmaier, Hrsg.)
© Springer-Verlag Berlin Heidelberg 1988

Anwendung von Ganzkörperhyperthermien war für die Klinik nicht aussichtsreich. Demgegenüber ist eine homogene, lokale Überwärmung der Harnblasenwand mit Anhebung der Temperaturen auf 42 bis 43 °C unter Einbeziehung des Tumorgewebes fast ohne Nebenwirkungen auf den Gesamtorganismus. Das Anwendungsgebiet für die lokale Hochfrequenz-Hyperthermie ist das lokoregionale fortgeschrittene Harnblasenkarzinom, wo in Kombination mit der intraarteriellen Zytostase additive, möglicherweise auch synergistische Effekte auf das Karzinomwachstum zu erwarten sind. Beim metastasierenden, infausten Harnblasenkarzinom können mit der Hyperthermie palliative Effekte erwartet werden.

Zu den neueren Therapiekonzepten gehört die integrale photodynamische Therapie des multifokalen Harnblasenkarzinoms nach Photosensibilisierung mit Hämatorporphyrinderivaten. Insbesondere verspricht diese neue Behandlungsart Erfolgsaussichten beim Carcinoma in situ. Die photodynamische Therapie gibt die Möglichkeit einer vollständigen Erfassung von endoskopisch nicht erkennbaren Tumorherden.

Zu den moderneren Behandlungsprinzipien des Harnblasenkarzinoms gehört ferner die Karzinomzerstörung durch Laserstrahlen. Hier ist es vor allem die Anwendung des Neodym.-YAG-Lasers, die im klinischen Interesse steht. Neben der Elimination des Tumorgewebes wird vor allem in der Unterbrechung der Blut- und Lymphgefäße im Hinblick auf eine größere Radikalität bei geringerer Perforationsgefahr ein Vorteil gegenüber den transurethralen Resektionstechniken gesehen. Mit der größeren klinischen Erfahrung im Umgang mit diesem Therapiekonzept hat man auch gelernt, die histologische Absicherung zu gewährleisten. Fraglos ist noch immer der Anschaffungspreis des Gerätes eine Behinderung der häufigeren Anwendung und eine Ursache für die mangelnde Vertrautheit mit der Methode.

Zusammenfassend ist festzustellen, daß bei der Behandlung des Harnblasenkarzinoms die transurethrale Technik weiter verbessert wurde, im Mittelpunkt steht und mit ihr heute frühe Formen des Karzinoms kausal behandelt werden können. Für die tief infiltrierenden, nicht metastasierenden lokoregionalen Harnblasenkarzinome stehen integrierte Methoden zur Optimierung der Ergebnisse nach Zystektomie im Vordergrund. Bedeutung hat hier die Anwendung der systemischen und lokalen Chemotherapie erlangt. Hier sind erste Studien im Gange und dürften aller Wahrscheinlichkeit nach deutliche Verbesserungen in der Behandlung fortgeschrittener Harnblasenkarzinome bringen. Während in der Vergangenheit elektrochirurgische und radikal operative Methoden der Behandlung des Harnblasenkarzinoms fast ausschließlich nur zur Verfügung standen, ist jetzt durch die Einführung neuer Behandlungstechniken wie Laser, Photoradiation nach Applikation von Hämatoporphyrinderivaten, der lokalen Hyperthermie des Harnblasenkarzinoms, einer verbesserten kombinierten Anwendung der Strahlen- und Zytostatika-Therapie insgesamt eine wesentlich differenziertere Behandlungsstrategie des Harnblasenkarzinoms zu erkennen. Diese Komplexität des Behandlungsschemas verursacht gleichzeitig aber erhebliche Schwierigkeiten bei dem Verständnis für die verschiedenen Therapieformen, ihrer Indikation und ihrer Wertigkeit. Es ist deshalb das Anliegen dieser Publikation, neben der Herausarbeitung der hauptsächlichsten und effektivsten Therapieformen den Stellenwert neuerer Techniken in der Behandlung des Harnblasenkarzinoms aufzuzeigen. In dem Bemühen der wissenschaftlichen Urologie, auch die Prinzipien der Tumorimmunologie in das Therapiekonzept des Harnblasenkarzinoms einzubeziehen, ist mit Ausnahme der BCG-Behandlung noch kein bahnbrechender Erfolg zu verzeichnen. Die BCG-Therapie ist mittlerweile in der Rezidivprophylaxe des oberflächlichen Harnblasenkarzinoms bzw. in der Therapie des Carcinoma in situ der intravesikalen Instillation von Zytostatika hinsichtlich ihrer Erfolgsrate gleichzusetzen. Da es jedoch fast immer zu einer ausgeprägten Zystitis kommt, wird in Europa die Anwendung von lokalen Zytostatika vorgezogen.

Neben der BCG-Applikation wurden weitere Formen der aktiven unspezifischen Immuntherapie erprobt: Interferone wurden in verschiedenen Applikationsschemata mit nur zweifelhaftem Erfolg angewandt. Daneben wurden Hämocyanine (KLH) zur Rezidivprophylaxe beim oberflächlichen Harnblasenkarzinom eingesetzt. Erste Ergebnisse zeigen, daß diese Formen der adjuvanten Therapie der intravesikalen Zytostatika- bzw. BCG-Applikation gleichwertig sein könnte. Insgesamt besitzen die immunologischen Behandlungsmethoden z. Z. jedoch mit Ausnahme des BCG noch nicht den Stellenwert einer Standardtherapie. Hier sind weitere Studien zur Bedeutung des Immunsystems beim Harnblasenkarzinom und zur Wirkungsweise immunologischer Behandlungsmethoden erforderlich.

Pathologische Anatomie des Harnblasenkarzinoms

G. E. Schubert [1]

Oberflächliche Blasenkarzinome

Karzinome der Harnblase sind in unserem Untersuchungsgut zu 96% Übergangszellenkarzinome, vorwiegend in reiner Form, 5,5% mit plattenepithelialen und 1,4% mit drüsigen Komponenten (Tabelle 1). Etwa ⅔ dieser Urothelkarzinome wachsen oberflächlich (pT_A und pT_1), zunächst exophytisch und bilden papilläre Strukturen (Abb. 1, 2). Das Zellbild des pT_A-G_1-Karzinoms weicht dabei von dem des normalen Urothels lichtoptisch so geringfügig ab, daß Unterschiede oft nur schwer erkennbar sind. Urinzytologisch werden daher bei pT_A-G_1-Karzinomen am häufigsten falsch negative Befunde erhoben.

Tabelle 1. Häufigkeit der verschiedenen Karzinomtypen im unausgewählten Biopsiegut (n = 1136). Institut für Pathologie, Wuppertal (1983)

WHO		%
D	Übergangszellenkarzinome	88,4
E1	mit Plattenepithelmetaplasie	5,5
E2	mit drüsiger Metaplasie	1,4
E3	mit plattenepithelialer und drüsiger Metaplasie	0,7
F	Plattenepithelkarzinome	1,6
G	Adenokarzinome	1,1
H	Undifferenzierte Karzinome	0,8
	Nicht klassifizierbar	0,4

Papilläre G_2-Karzinome haben meist eine verbreiterte Zellschicht, die 10–15 Zellagen hoch sein kann, die Schichtung und Reifung der Zellen ist deutlich gestört, die Zellverbände sind als Zeichen einer verminderten Kohäsion gelockert. Auch G_3-Karzinome können papilläre Strukturen bilden und in Einzelfällen zum Zeitpunkt der Diagnose noch nicht invasiv gewachsen sein (pT_A, G_3). Vor allem dieser Tumortyp wird oft in Randpartien von einem flächenhaften Carcinoma in situ umgeben (pT_{is}, G_3). In systematischen Studien an 65 Blasenteilresektionspräparaten konnten wir zeigen, daß in der unmittelbaren Umgebung der meist invasiv wachsenden Karzinome stets atypisches Urothel vorhanden und ein direkter

[1] Institut für Pathologie, Kliniken der Stadt Wuppertal, Heusnerstr. 40, D-5600 Wuppertal 2.

Therapie des Harnblasenkarzinoms
(K.-H. Bichler, St. H. Flüchter u. W. L. Strohmaier, Hrsg.)
© Springer-Verlag Berlin Heidelberg 1988

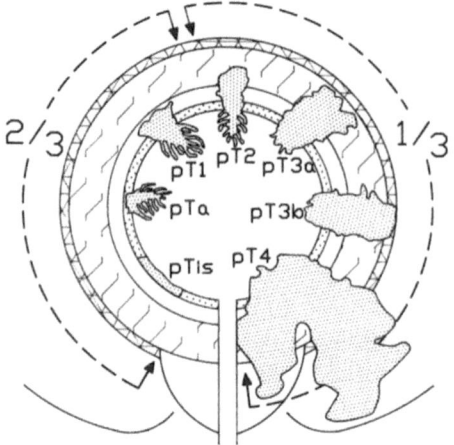

Abb. 1. Stadien des Harnblasenkarzinoms nach der TNM-Klassifikation der UICC von 1987. Etwa ⅔ der Karzinome sind oberflächliche Tumoren

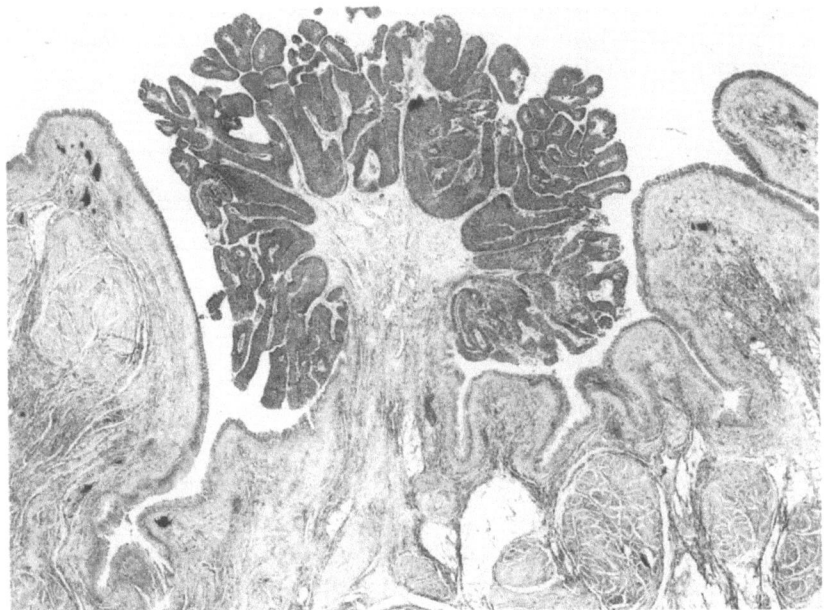

Abb. 2. Papilläres pTA-G_1-Karzinom

Übergang eines Blasenkarzinoms zu normalem Urothel niemals zu beobachten ist [2].

Flächenhafte Carcinomata in situ ohne Superfizialzellschicht wurden dabei meist um die invasiv oder exophytisch wachsenden Tumoren gefunden, während das Carcinoma in situ mit erhaltener Superfizialzellschicht [16] häufiger in einiger Entfernung vom Tumor auftrat.

Besondere Aufmerksamkeit sollte der Ausdehnung eines flächenhaften Carcinoma in situ in periurethrale Drüsen und Prostatagänge gelten, da von diesen

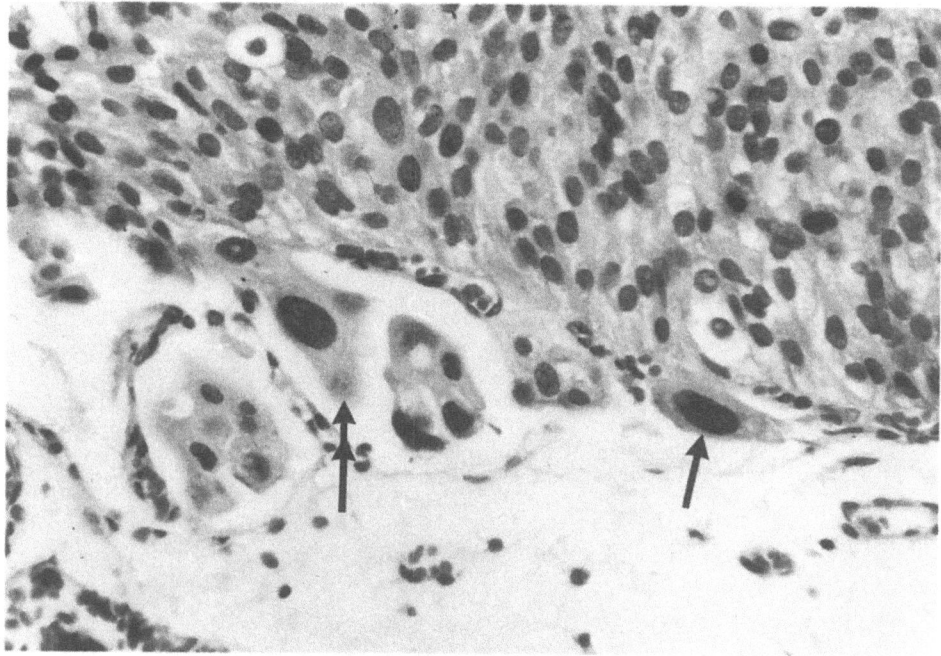

Abb. 3. pT_{is}-G_2-Karzinom. Mit dem Auftauchen einer neuen Zellpopulation beginnt das invasive Wachstum (→) und sogleich auch die Invasion in Lymphgefäße (↠)

leicht übersehenen Tumoranteilen bereits Invasionen der Prostata in einem Stadium eintreten können, in dem das Urothelkarzinom noch okkult ist.

Tumoren dieser Lokalisation und Ausdehnung entgehen leicht den üblichen Instillationstherapien und Bestrahlungen. Die distalen Ureteren enthalten nach der Studie von Farrow und Mitarb. [6] an 21 wegen eines Cis oder mikroinvasiven Karzinoms resezierten Blasen in 57% (12/21) der Fälle ebenfalls ein Carcinoma in situ.

Im Hinblick auf die unzureichende Ansprechbarkeit zahlreicher Karzinome auf verschiedene Therapieschemata und die unterschiedliche Metastasierungstendenz wird heute genauer auf das Zellbild der Karzinome geachtet. Sämtliche G_3-Karzinome und eine größere Anzahl von G_2-Karzinomen bestehen aus heterogenen Zellpopulationen, die sich wahrscheinlich auch in ihrem Metabolismus und ihren Oberflächeneigenschaften unterscheiden.

In pT_{is}-Karzinomen sehen wir gelegentlich mit dem Auftreten einer anderen Zellpopulation den Beginn des invasiven Wachstums (Abb. 3).

Eine Aufgabe für die Zukunft könnte die genauere Erfassung dieser Populationen sein mit dem Ziel, möglichst schon im frühen Tumorstadium individualspezifische Therapieschemata für die heterogenen Zelltypen zu entwickeln.

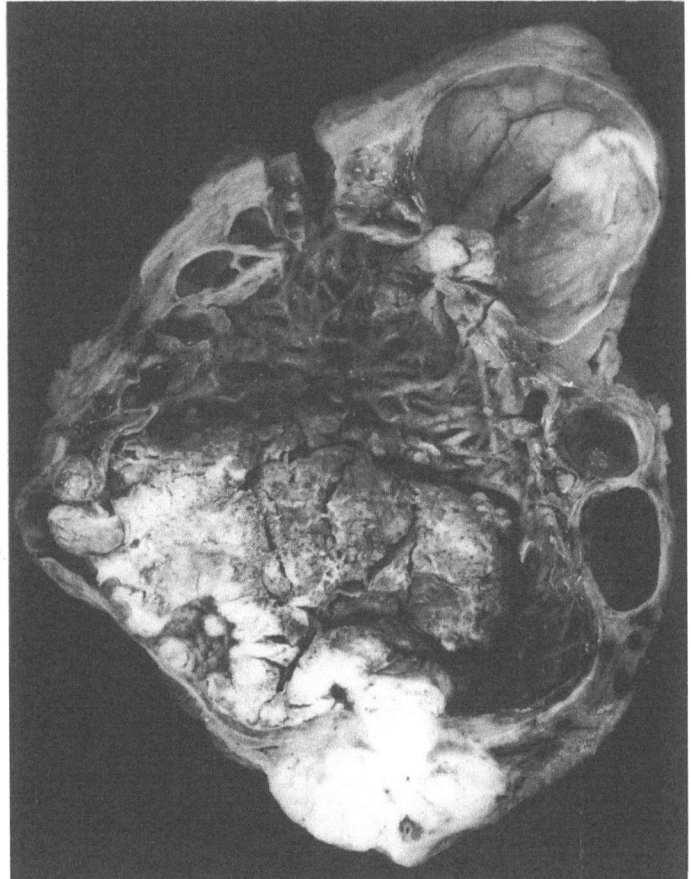

Abb. 4. Fortgeschrittenes solides Übergangszellenkarzinom in einer Balkenblase am Blasenboden und der rechten Seitenwand (pT$_{3b}$, G$_3$) und ein Zweitkarzinom (pT$_1$, G$_2$) am Eingang eines Divertikels (→)

Fortgeschrittene Blasenkarzinome

Ungefähr ein Drittel der Blasenkarzinome sind zum Zeitpunkt der Diagnose schon über die Lamina submukosa hinaus in die Muskularis oder in perivesikales Fettgewebe und benachbarte Strukturen eingewachsen (Abb. 4, 5).

In der neuen TNM-Klassifikation der UICC von 1987 werden wie bisher als pT$_2$-Karzinome bis in die Mitte der Muskularis, als pT$_{3a}$-Karzinome bis in die äußere Muskelschicht und als pT$_{3b}$-Tumoren bis an das perivesikale Fettgewebe infiltrierte Karzinome eingestuft. Die Unterteilung in pT$_{4a}$- und pT$_{4b}$-Karzinome wird dagegen nicht mehr vorgenommen, sondern die Infiltration der Prostata, des Uterus oder der Vagina (früher pT$_{4a}$) und die Fixation an die Becken- oder Bauchwand (früher pT$_{4b}$) werden heute in einer Gruppe pT$_4$ zusammengefaßt

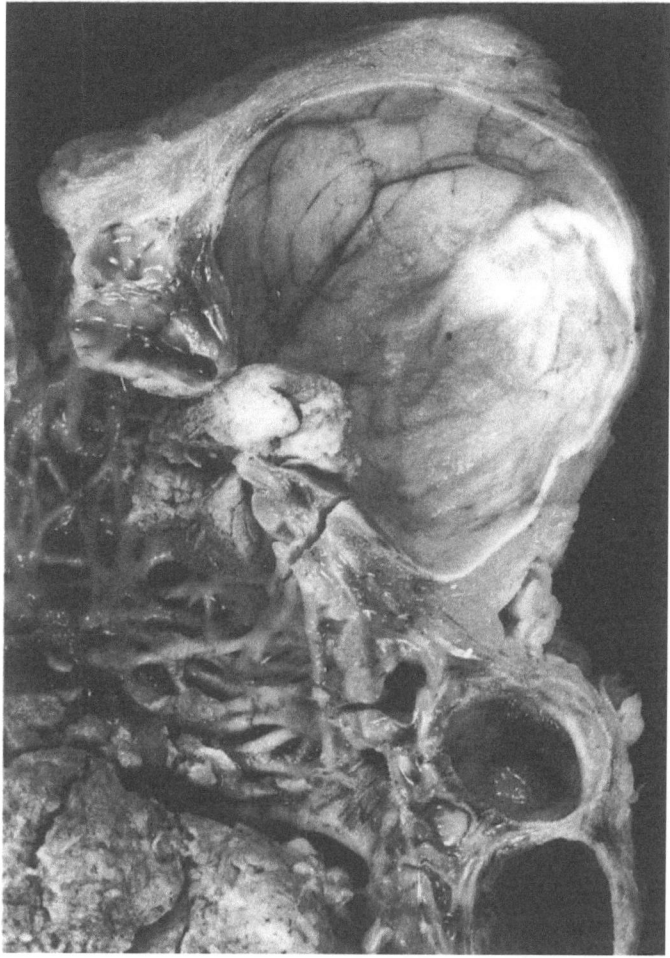

Abb. 5. Ausschnitt von Abb. 3. Das Zweitkarzinom pT_1, G_2 nahe dem Blasendach liegt am Eingang eines Divertikels und hat durch einen Ventilmechanismus zur Ektasie des Divertikels geführt

(Abb. 1), da sich offensichtlich keine signifikanten prognostischen Unterschiede beider Untergruppen ergeben haben.

Andere Zellpopulationen beim fortgeschrittenen Blasenkarzinom

Bereits 80–90% aller Patienten mit einem invasiven Harnblasenkarzinom werden schon bei der ersten Diagnose in diesem fortgeschrittenen Tumorstadium erfaßt, und nur bei 10–20% sind oberflächliche papilläre pT_A- oder pT_1-Karzinome

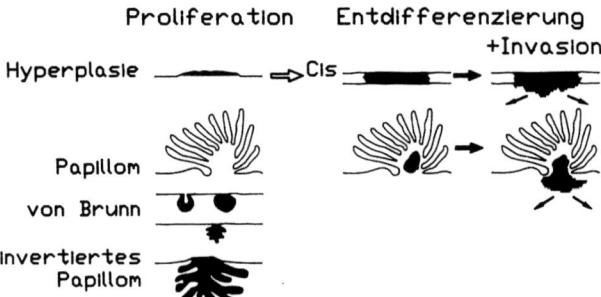

Abb. 6. Schema verschiedener Entstehungsweisen invasiver Blasenkarzinome. Durch mehrere Transformationsschritte (Aktivierung verschiedener Onkogene, mindestens 2) kann aus einem CIS ein invasives Karzinom (*obere Reihe*) oder in einem papillären Tumor eine Zellpopulation mit invasiver Wachstumspotenz entstehen (*untere Reihe*). Fehlt das Signal zum invasiven Wachstum, bleibt es bei proliferativen Prozessen (*links unten*) oder beim pT_{is} bzw. pT_A

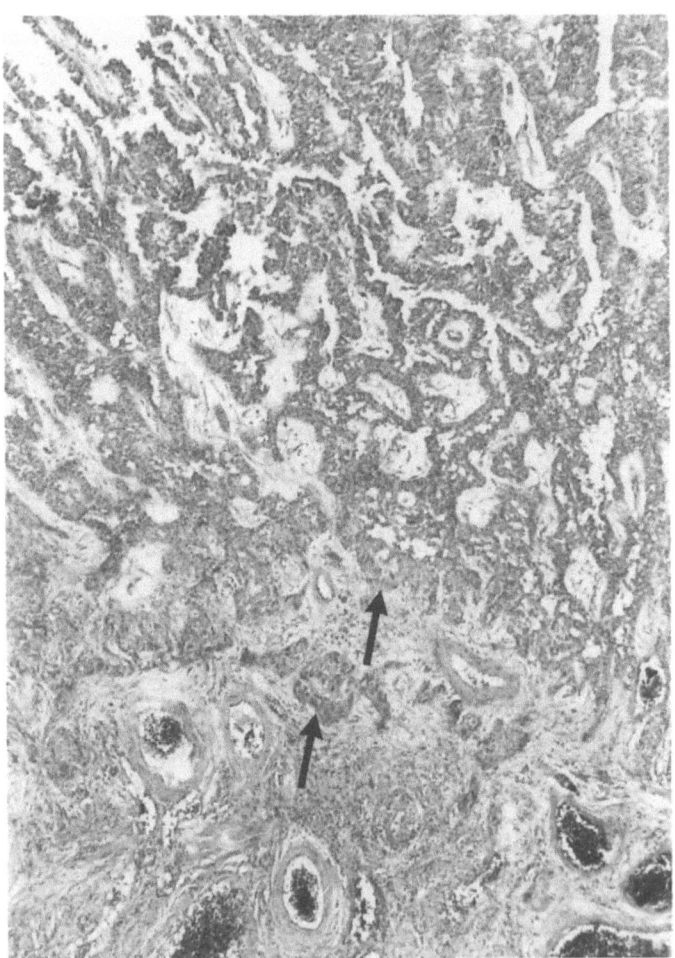

Abb. 7. Papilläres pT_A-G_2-Karzinom, in dessen Tiefe sich invasive Zellpopulationen G_3 entwickelt haben ($\rightarrow$)

geringeren Malignitätsgrades ($G_1 - G_2$) vorausgegangen. Diese Beobachtung und die andere Struktur der muskelinvasiven Karzinome, die meist solide und von hohem Malignitätsgrad sind, weisen darauf hin, daß hier ein anderer Tumor vorliegt, der a priori anderen Wachstumsgesetzen folgt als das papilläre Harnblasenkarzinom, vor allem rasch invasiv wächst, bevor stärkere Symptome bemerkt werden (Abb. 2).

Der Tumortyp mit hoher Aggressivität scheint vor allem aus Zellen hervorzugehen, die sich aus dem flächenhaften Carcinoma in situ entwickeln (Abb. 3, 6). Auch in zunächst harmlos erscheinenden papillären Karzinomen können jedoch neue Zellpopulationen mit dieser hoch malignen Potenz entstehen, die dann bei 10–20% der oberflächlichen papillären Urotheltumoren für den Übergang in ein fortschreitendes Blasenkarzinom verantwortlich sind (Abb. 6–8).

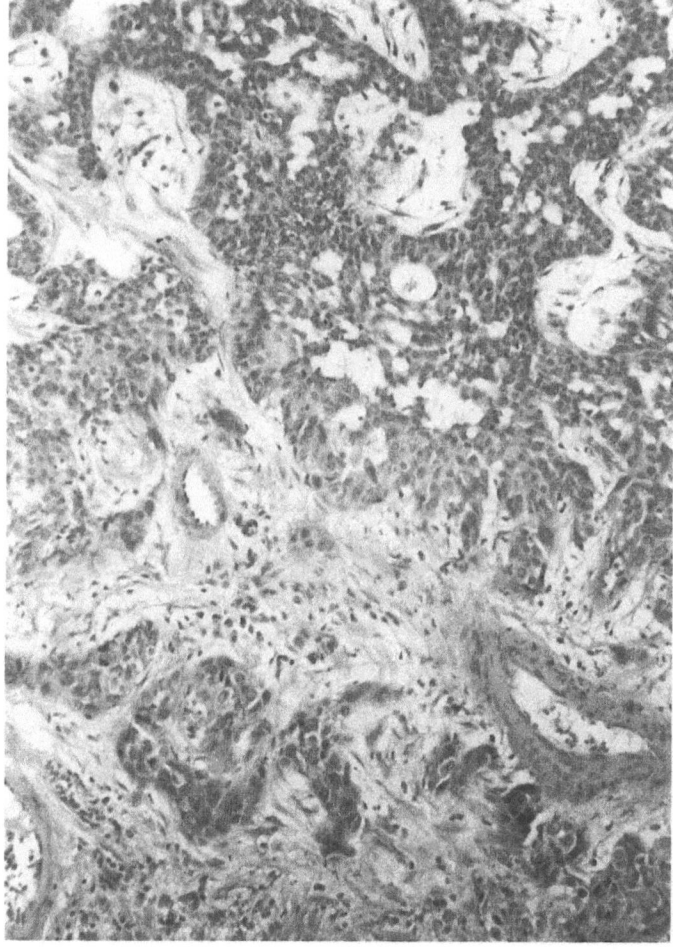

Abb. 8. Ausschnitt von Abb. 7 mit invasiven G_3-Zellpopulationen

Aktivierung verschiedener Onkogene

Dieses unterschiedliche biologische Verhalten der oberflächlichen und der mus-kelinvasiven Karzinome ist wahrscheinlich Ausdruck der Aktivierung verschiede-ner spezifischer Onkogene in dem mehrstufigen Prozeß der Kanzerogenese. So könnte die Aktivierung eines Onkogens eine Transformation verursachen, die vor allem Proliferationsprozesse stimuliert und nichtinvasive Tumoren induziert (Abb. 6), während die Aktivierung weiterer Onkogene zur Entstehung von Tumo-ren mit stärkeren Zellatypien und aggressiverem Wachstumsverhalten mit der Fähigkeit zur Invasion führt.

Gefäßinvasion ist häufig

Die reiche Versorgung der Muskularis mit Blut- und Lymphgefäßen ist eine günstige Voraussetzung zu Gefäßinvasionen und Generalisation der Erkrankung mit letalem Verlauf. In Tumoren, die tiefere Schichten der Blasenmuskulatur infiltriert haben (Abb. 9), werden doppelt so häufig Tumorinvasionen in Blut- und Lymphgefäße beobachtet [19] als bei oberflächlichen Karzinomen.

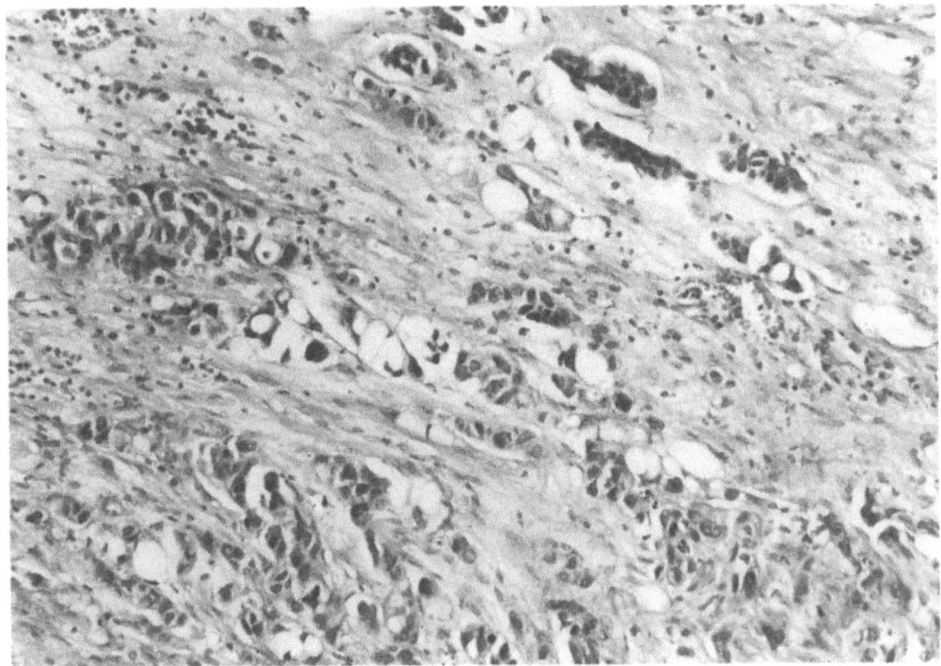

Abb. 9. Infiltrate eines G_3-Karzinoms in der Muskularis

Probleme des Staging beim fortgeschrittenen Blasenkarzinom

Eine möglichst genaue Aussage über die Tiefenausdehnung des Tumors, ein Staging, ist daher bei fortgeschrittenen Blasenkarzinomen von größter prognostischer Bedeutung, ist jedoch gerade in diesem Tumorstadium besonders schwierig. So stimmten an 173 Zystektomiepräparaten histologisch überprüfte Ausdehnungen der Tumoren nur in 30% mit der präoperativen Diagnostik überein [9]. In anderen Studien wurde ein Understaging von 60%, jedoch nur ein Overstaging von 1,7% angegeben [21] und betont, daß bei allen bisherigen Verfahren des klinischen Staging eine Fehlerquote von mindestens 40% zu beachten ist [7].

Eine Ursache der Fehleinschätzung kann die falsche Interpretation histologisch beurteilten transurethral gewonnen Gewebsmaterials sein. An den wirr durcheinanderliegenden Gewebsspänen, die dem Pathologen übersandt werden, kann er zwar Muskelfasern identifizieren und damit sicher beurteilen, ob an den erfaßten Stellen die Muskularis von Tumorgewebe infiltriert wurde, wenn eine ausreichend tiefe Resektion erfolgte, er kann jedoch an isolierten Muskelgewebsstreifen oft nicht entscheiden, ob es sich dabei um innere oder äußere Anteile der Muskularis handelt, also ein Stadium pT_2 oder pT_{3a} vorliegt. In diesen Fällen wählen wir in unseren Diagnosen die Formulierung „mindestens" pT_2.

Werden jedoch der Differenzierungsgrad, der Zelltyp und das Wachstumsmuster genauer bestimmt, die modernen nichtinvasiven diagnostischen Methoden richtig angewandt und die Kategorien N und M berücksichtigt, verliert diese begrenzte Aussagefähigkeit an Gewicht. So können wir bei invasiven Karzinomen davon ausgehen, daß mit höherem Malignitätsgrad auch die Tiefenausdehnung zugenommen hat, wie eine Studie an 64 Teilresektionspräparaten in unserem Institut ergeben hat [1]. pT_{3a}- und pT_{3b}-Karzinome waren ausschließlich G_3-Tumoren.

Verschiedene Wachstumsmuster der invasiven Karzinome

Weitere Fehlerquellen bei der Beurteilung der Tumorausdehnung können die verschiedenen invasiven Wachstumsmuster sein, nach denen wir drei Ausdehnungstypen in der Blasenwand unterscheiden können (Abb. 10).

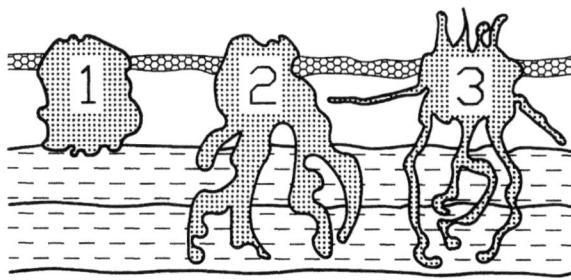

Abb. 10. Schema der 3 verschiedenen Wachstumstypen invasiver Blasenkarzinome

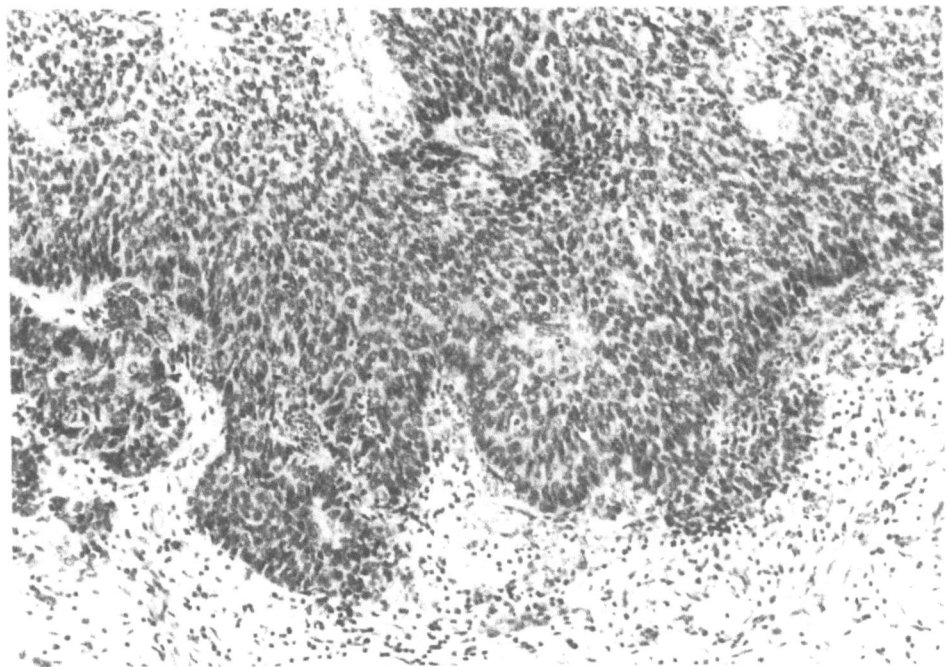

Abb. 11. Wachstumstyp I des invasiven Blasenkarzinoms mit plumper Invasionsfront

Wachstumstyp I mit plumper Invasionsfront liegt vorwiegend bei pT_1, G_1-G_2-Karzinomen vor und wird bei etwa 49% aller Karzinome beobachtet (Abb. 11). Tumoren mit diesem invasiven Wachstumsmuster haben eine bessere Prognose als Karzinome des II. Wachstumstyps, die tentakelförmig in das Gewebe vordringen (Abb. 12), deren Grenzen schwer erfaßbar sind und deren schmale Tumorstränge fingerförmig zwischen den Muskelfaserbündeln vorwachsen. Karzinomtyp II ist meist von hohem Malignitätsgrad (G_3) und doppelt so oft in Lymphgefäße eingebrochen (65–75%) als Typ I.

Karzinomzellen sind aufgrund ihrer amöboiden Bewegungsfähigkeit in der Lage, als Einzelzellen im Gewebe zu wandern (Abb. 13). So können in pagetoiden Karzinomen einzelne Tumorzellen im Epithelverband bis zu 4 mm und im Gewebe noch weiter entfernt vom Primärtumor gefunden werden [22]. Die aktive Wanderungsfähigkeit einzelner Tumorzellen läßt verstehen, warum nach lokaler Entfernung eines invasiven Karzinoms trotz tumorfreier Resektionsränder im histologischen Präparat in einigen Fällen Rezidive im Narbengebiet gefunden werden.

Auch der Karzinomtyp III, dessen Zellen sehr früh in Lymphgefäße einbrechen und sich bevorzugt in Lymphbahnen ausbreiten (Abb. 14), hat trotz eines scheinbar frühen Tumorstadiums (z. B. pT_1) eine schlechte Prognose, da er früh metastasiert.

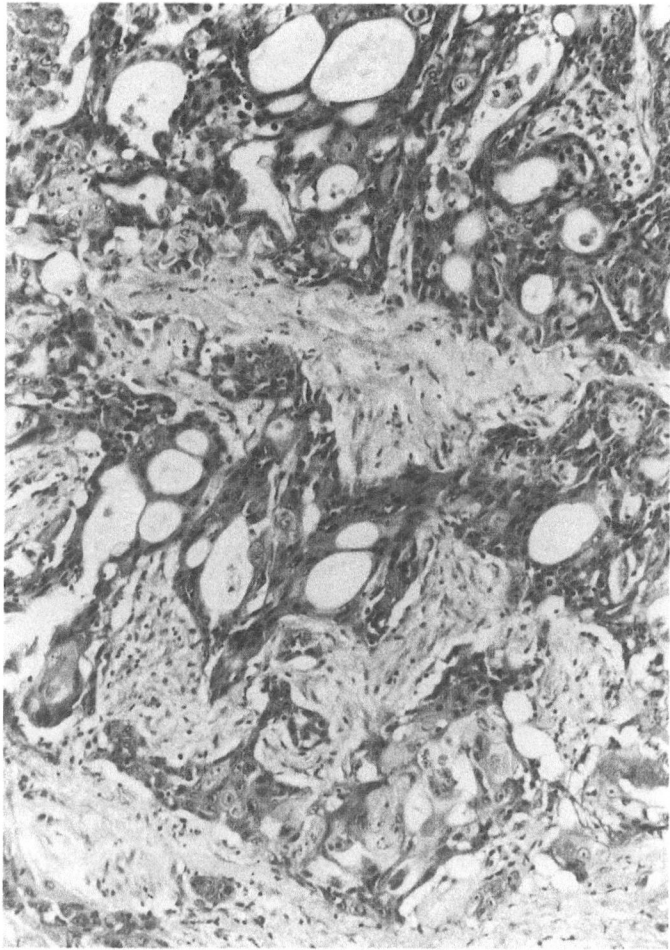

Abb. 12. Wachstumstyp II des invasiven Blasenkarzinoms mit tentakelförmigem Einwachsen der Tumorzellen in das Gewebe

Bedeutung der extrazellulären Matrix für die Tumorausdehnung, Fibronektine

Ein erster Schritt in der Wanderung der Tumorzellen ist das Auflösen der Zellkohäsionen. Vermehrt produzierte proteolytische Enzyme der Tumorzellen zerstören das interzelluläre Netzwerk aus α-2-Makroglobulinen, Fibronektinen und anderen Glykoproteinen und lösen die Karzinomzellen aus ihrem Verband im Primärtumor. Diese retikulären Strukturen an den Zelloberflächen verleihen den Einzelzellen und Zellverbänden normalerweise eine gewisse Festigkeit und gewährleisten ihre Haftung an den entsprechenden Substraten.

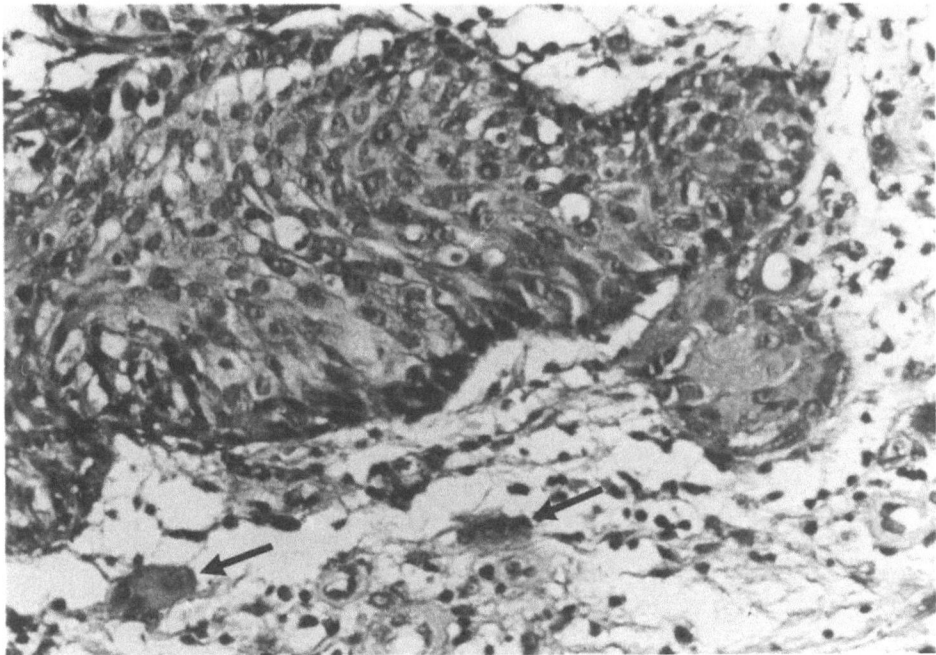

Abb. 13. Einzelne Tumorzellen (→), vom größeren Karzinomzellverband gelöst, dringen in das ortsständige Gewebe vor

Eine besondere Rolle spielt dabei Fibronektin (fibra = Faser, nectere = binden), ein Glykoprotein, das als Dimer oder Multimer von 200000–250000 d schweren Untereinheiten ein wesentlicher Bestandteil der extrazellulären Matrix ist, in Basalmembranen, im Interstitium vor allem zusammen mit Kollagen Typ I und III vorkommt und starke adhäsive Funktionen ausübt (Abb. 15).

Interaktionen der Zellen mit dieser extrazellulären Matrix haben weitreichende Folgen auf zahlreiche Entwicklungsprozesse und pathobiologische Vorgänge. So werden dadurch nicht nur Zelladhäsionen aufrechterhalten, sondern andererseits auch durch Umorganisation des Zytoskelettes unter der Einwirkung veränderter Fibronektine die Motilität und Ausbreitung der Zellen beeinflußt. Dabei kommt es als Reaktion auf substratgebundene Dichtegradienten zu gerichteten Wanderungen der Zellen [12].

Maligne Zelltransformationen werden oft, aber nicht ausnahmslos von einem Verlust dieses Glykoproteins an der Zelloberfläche begleitet [5]. Oberflächen von Blasenkarzinomzellen aus Zellkulturen von Tumoren des Menschen reagierten in zwei Studien negativ auf Fibronektin [11, 13]. Fibronektinspiegel im Serum sind dagegen bei einer Anzahl von Tumoren erhöht und könnten sich in der Zukunft als ein Indikator für die Ausdehnung eines malignen Tumors erweisen [5].

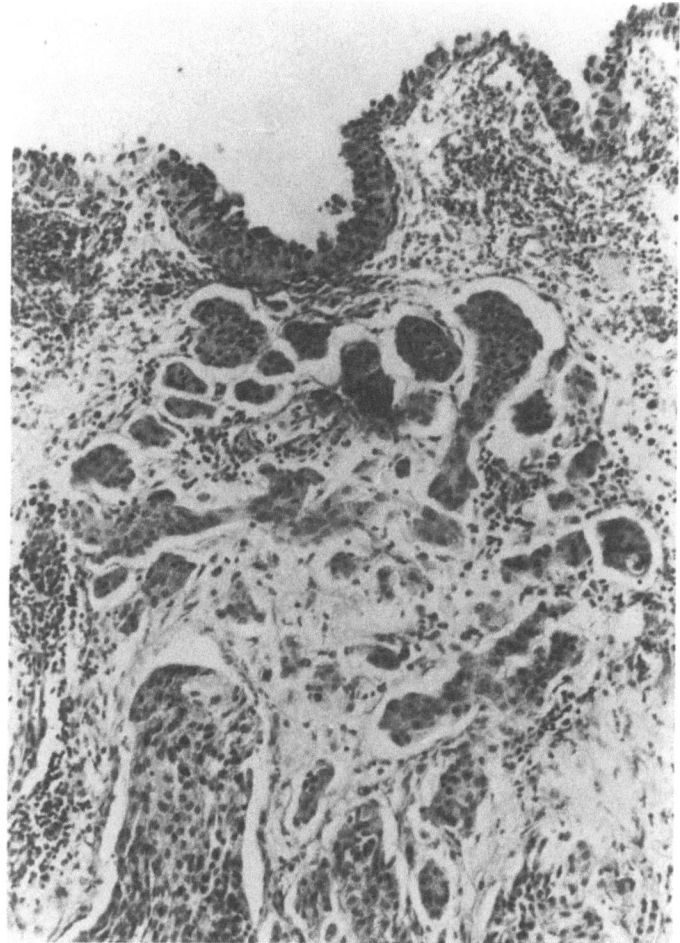

Abb. 14. Wachstumstyp III des invasiven Blasenkarzinoms mit früher Lymphgefäßinvasion in der Lamina propria und bevorzugter Ausbreitung in Lymphbahnen

Mehrstufiger Prozeß der Metastasierung

Der mehrstufige Prozeß der Metastasierung konnte in den letzten Jahren in einigen wesentlichen Punkten weiter aufgeklärt werden. Nach Modifikationen der Tumorzelloberflächen und Auflösung interzellulärer Verbindungen (Detachment) dringen die Tumorzellen vor allem nach Aktivierung der Tumorzell-Kollagenase Typ IV durch die epitheliale Basalmembran, lösen mit ihren Kollagenasen Typ I–III den im Interstitium vorhandenen Kollagentyp auf (Abb. 16), können sich hier ausbreiten und in Lymphgefäße eindringen, die keine Basalmembran und diskontinuierliche Wände haben. Während der Invasion in die Blutge-

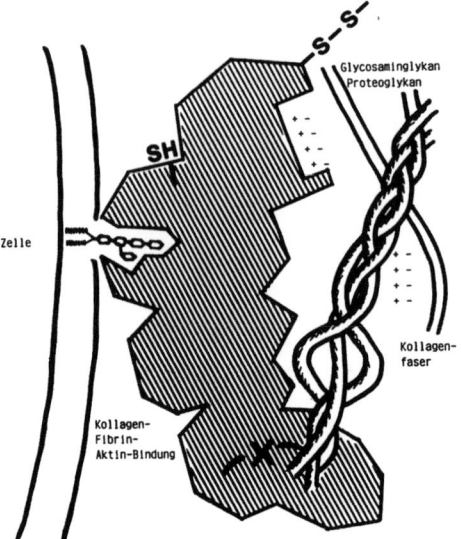

Abb. 15. Stellung des Fibronektin zwischen
Zelle und intrazellulärer Matrix (modifiziert
nach Ruoslahti, Engvall und Hayman 1981)

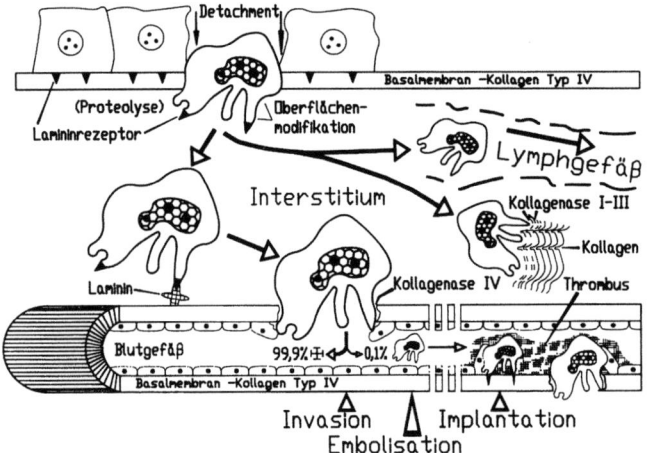

Abb. 16. Vorgänge bei der Tumorzellinvasion

fäße und beim späteren Austritt spielt erneut die Kollagenase Typ IV eine entscheidende Rolle.

In dem kaskadenförmigen Prozeß der Metastasierung – Gefäßinvasion, Embolisation, Implantation – ist die Gefäßinvasion zwar eine notwendige aber nicht
hinreichende Voraussetzung. Aus dem Aspekt des Tumors ist der Prozeß sogar
äußerst ineffektiv, denn weniger als 1‰ der Tumorzellen überleben. Unter den
heterogenen Zellpopulationen eines fortgeschrittenen Karzinoms gibt es Zelltypen, die ein größeres Metastasierungspotential haben als andere.

Bei der Absiedlung der Metastasen im Zielorgan, in der Implantationsphase,
spielt die Haftfähigkeit, die „Klebrigkeit" der Tumorzellen eine wesentliche

Rolle. Das Haften der Tumorzellen an der Basalmembran von Blutgefäßen wird u. a. durch das Glykoprotein Laminin begünstigt. Weiterhin kommt dem Gerinnungssystem dabei eine größere Bedeutung zu als früher angenommen wurde, indem z. B. Thrombozytenaggregate die haftenden Tumorzellen „abdecken" und fixieren. Tumorzellen können lokal die Fibrinbildung stimulieren und sich unter einem schützenden Fibrinfilm verstecken.

Eine weitere Voraussetzung zum Wachstum der Metastasen ist die Produktion angiogenetischer Substanzen durch das Tumorgewebe, die gerichtete Kapillarproliferationen auf das Tumorgewebe induzieren [15].

Metastasen in regionalen Lymphknoten

Sind die Voraussetzungen zur Aussaat in die Lymphgefäße und zum Angehen von Metastasen in den Lymphknoten einmal vorhanden, können allerdings die regionalen Lymphknoten rasch befallen werden. Bereits 24 Stunden nach Injektion hochmaligner Geschwulstzellen in die Fußsohle der Ratte sind nach den Untersuchungen von Carr und McGinty [4] erste Tumorzellen in den Lymphknoten nachweisbar. Am Ende des zweiten Tages ist eine große Zahl von Karzinomzellen in den subkapsulären Sinus der Lymphknoten vorhanden und erste Zellen werden in efferenten Lymphbahnen der Lymphknoten erster Ordnung beobachtet. Am 5. Tag sind die regionären Lymphknoten erster Ordnung weitgehend von Tumorzellen ersetzt und neovaskularisiert.

Insgesamt werden pathohistologisch in 20% aller Lymphnodektomiepräparate Lymphknotenmetastasen gefunden [9, 20]. Nach dem Tumorstadium aufgeschlüsselt sind bei 5% der pT_1-, 30% der pT_2-, 31% der PT_{3a}- und 64% der pT_{3b}-Karzinome Lymphknotenmetastasen zu erwarten [17, 18]. Am häufigsten werden Metastasen in Lymphknoten der Obturatoriusgruppe beobachtet (75% der Lymphknotenmetastasen), an zweiter Stelle stehen mit 65% die Lymphknoten um die A. iliaca externa (Abb. 17), es folgen mit 19% die Lymphknoten um

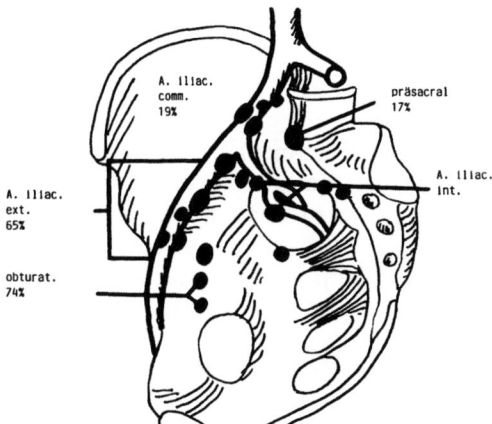

Abb. 17. Häufigkeitsverteilung der regionalen Lymphknotenmetastasen beim Harnblasenkarzinom

die A. iliaca communis, mit 17% um die A. hypogastrica und mit 16% im Bereich
der perivesikalen Gefäße.

Hämatogene Fernmetastasen werden beim fortgeschrittenen Blasenkarzinom
innerhalb von 1,5–2 Jahren nach Zystektomie bei mehr als 50% der Patienten in
abnehmender Häufigkeit in der Leber, in Lungen und im Skelettsystem gefunden.
Weitere Prädilektionsstellen der Metastasierung sind das Zentralnervensystem
und endokrine Organe wie z. B. die Schilddrüse. Diffus im kleinen Becken wachsende Blasenkarzinome können wahrscheinlich auch unter Umgehung des Lun-
genkreislaufes direkt über den Batson-Venenplexus isoliert die Wirbelkörper der
unteren Lendenwirbelsäule, oder über Anastomosen zur Pfortader isoliert die
Leber befallen.

Hämatogene Metastasen

Angaben über die Häufigkeit hämatogener Metastasen schwanken je nach Zu-
sammensetzung des Krankengutes erheblich, Jacobi und Hohenfellner [9] geben
7% an. Zystektomierte Patienten haben im Autopsiegut in 50–80% hämatogene
Fernmetastasen. Welche Faktoren die Absiedlung der Karzinomzellen vor allem
in den genannten Organen begünstigen, ist noch in einigen Punkten unklar. Die
hämodynamische Situation mit dem Gefäßmuster des Empfängerorgans und die
Fähigkeit zur Bildung angiogenetischer Faktoren sind dabei wesentliche Voraussetzungen. Nach der „seed and soil" Theorie, der Hypothese von der „frucht-
baren Erde" müssen wir außerdem annehmen, daß zwischen den Oberflächeneigenschaften und dem Metabolismus der Tumorzellen einerseits und dem lokalen Milieu im Empfängerorgan, vor allem in dessen Interstitium, andererseits
günstigere Bedingungen zur Absiedlung bestehen als in anderen Organen.

Gesteuert wird die Metastasierung wahrscheinlich durch Gene, die Invasion
durch Gene, die protolytische Faktoren kodieren, die Aussaat durch Gene, die
Histokompatibilitätsantigene regulieren.

Entscheidender Schritt der Metastasierung ist die Absiedlung der Tumorzellen im Empfängerorgan

Die Frage, ob nach der Zystektomie beobachtete Fernmetastasen Folge der Ma-
nipulationen während einer Operation am Primärtumor sein können, ist weiterhin Gegenstand der Diskussion. Zahlreiche Untersuchungen der letzten Jahre
haben gezeigt, daß in dem mehrstufigen Ablauf der Metastasierung 1. Phase:
Mobilisierung der Tumorzellen, 2. Phase: Verschleppung, 3. Phase: Angehen von
Tumorzellen in anderen Organen – erst die 3. Phase der entscheidende Schritt ist.
Invasive Karzinome geben schon früh und ohne diagnostische oder therapeutische Eingriffe Tumorzellen in den Blutstrom ab. So haben Butler und Guillino [3]
experimentell an in Ovarien implantierten Mammakarzinomen gezeigt, daß ein
Gramm Tumorgewebe innerhalb von 24 Stunden spontan mehrere Millionen

lebender Karzinomzellen an den Blutstrom abgibt. Für das muskelinvasive Harnblasenkarzinom kann daher, wie für zahlreiche andere bösartige Tumoren des
Menschen, mit Wahrscheinlichkeit angenommen werden, daß es bereits Tumorzellen an den Lymph- oder Blutstrom abgegeben hat, bevor der Patient wegen
dieses Tumorleidens den Arzt aufgesucht hat.

Literatur

1. Brünger R (1986) Urothelveränderungen in unmittelbarer Umgebung von Blasenkarzinomen. Histopathologische Untersuchungen an 65 Harnblasentumoren. Inauguraldisserta-
   tion, Bonn
2. Brünger R, Schubert GE (1987) Urothelial histopathology surrounding bladder carcinomas.
   Eur Urol 13:156–162
3. Butler TP, Guillino PM (1975) Quantitation of cell shedding into efferent blood of mam-
   mary adenocarcinoma. Cancer Res 35:512
4. Carr I, McGinty F (1974) Lymphatic metastasis and its inhibition: An experimental model.
   J Pathol 113:85
5. D'Ardenne AJ, McGee J O'D (1984) Fibronectine in disease. J Pathol 142:235–251
6. Farrow GM, Utz DC, Rife CC (1976) Morphologic and clinical observations of patients
   with early bladder cancer treated with total cystectomy. Cancer Res 36:2495–2501
7. Frohmüller H (1982) Indikation zur Zystektomie beim Blasenkarzinom. In: Schmiedt E,
   Bauer H-W (Hrsg) Blasenkarzinom, Entscheidungshilfen bei der Therapie. Klinische und
   experimentelle Urologie Bd. 6. Zuckschwerdt, München Bern Wien, p 83–91
8. Gy S, Gay RE (1985) Pathobiochemistry of connective tissue in breast cancer. Verh Dtsch
   Ges Pathol 6:62–73
9. Jacobi GH, Hohenfellner R (1982) Radikale Zystektomie beim Harnblasenkarzinom: Indikation, derzeitiger klinischer Stellenwert, eigene Ergebnisse einer Operationsserie ohne Vorbestrahlung. In: Schmiedt E, Bauer H-W (Hrsg) Blasenkarzinom, Entscheidungshilfen bei
   der Therapie. Klinische und experimentelle Urologie Bd 6. Zuckschwerdt, München Bern
   Wien, p 92–111
10. Lieskovsky G (1983) The staging and classification of bladder cancer and the management
    of superficial disease. In: Skinner ED (Ed) Urological cancer. Grune & Stratton, p 149–167
11. Marshall CJ, Franks LM, Carbonell AW (1977) Markers of neoplastic transformation in
    epithelial cell lines derived from human carcinomas. J Natl Cancer Inst 58:1743
12. McCarthy JB, Hagen ST, Furcht LT (1986) Human fibronectin contains distinct adhesion-
    and motility-promoting domains for metastatic melanoma cells. J Cell Biol 102:179–188
13. Pearlstein E, Hynes RO, Franks LM, Hemmings VJ (1976) Surface proteins and fibrinolytic
    activity of cultured mammalian cells. Cancer Res 36:1475
14. Ruoslahti E, Envall E, Hayman EG (1981) Fibronectin: current concepts of its structure and
    functions. Coll Relat Res 1:95–128
15. Schubert GE, Günther M (1988) Morphological studies of angioneogenesis in non invasive
    bladder cancer. Im Druck
16. Sesterhenn J, Mostofi FK, Davis CJ (1985) Carcinoma in situ of the bladder. In: Steinbruck,
    Matouschek (Hrsg) Endourology. BUA, Baden-Baden
17. Skinner DG (1982) Management of invasive bladder cancer: A meticulous pelvic node
    dissection can make a difference. J Urol 128:34–36
18. Skinner DG, zit. nach Lieskovsky 1983
19. Slack NH, Prout GR Jr (1981) In: Conolly JG (Ed) Carcinoma of the bladder. Raven Press,
    New York, pp 193–212
20. Smith JA, Whitmore WF (1981) Regional lymph node metastasis from bladder cancer. J
    Urol 126:591–593
21. Timp R, Wienhöwer R, Schröder G, Zoedler D (1985) Zystektomien: Präoperative
    Fehleinschätzungen und Konsequenzen. Verh Dtsch Ges Urol 37:256–257
22. Weinstein RS (1979) Origin and dissemination of human urinary bladder cancer. Semin
    Oncol 6:149

Operative Therapie des Harnblasenkarzinoms

K.-H. BICHLER [1] und W. L. STROHMAIER [1]

Einleitung

Das Therapiekonzept des Harnblasenkarzinoms hat sich in den vergangenen Jahren durch das Aufkommen suffizienter adjunktiver Behandlungsformen geändert. Nach wie vor stellen jedoch operative Maßnahmen die tragende Säule im Therapiekonzept dar.

Hierbei sind folgende Methoden bedeutsam: Die transurethrale Resektion des Blasentumors, die Blasenteilresektion und die Zystektomie, evtl. im Rahmen einer integrierten Radio-/Chemotherapie.

Transurethrale Elektroresektion

Zentrale Bedeutung hat die transurethrale Elektroresektion, da sie zunächst als diagnostische Resektion eingesetzt wird und hiervon in vielen Fällen die Entscheidung über das einzuschlagende Therapiekonzept abhängt. Da Art und Qualität der Erstbehandlung des Harnblasenkarzinoms entscheidenden Einfluß auf die weitere Prognose haben, ist es notwendig, das Tumorstadium exakt festzulegen, um eine stadiengerechte Therapie wählen zu können. Da oberflächliche Probeexcisionen die exakte Infiltrationstiefe nicht erfassen und darüber hinaus häufig ein falsches Grading liefern, ist diese Methode als unzweckmäßig einzustufen. Mit einer differenzierten diagnostischen transurethralen Resektion hingegen ist es möglich, das genaue lokale Tumorstadium zu erfassen [5]. Bei uns hat sich dabei folgendes Vorgehen bewährt: Mit Hilfe verschiedener Resektionsschnitte wird, wie dies ähnlich von Bressel [8] beschrieben wurde, der exophytische Tumoranteil eingekreist (Abb. 1a). Insgesamt werden 6 Gewebeareale systematisch reseziert und die Proben voneinander separiert, versehen mit einer Dokumentation der Tumorgeographie, dem Pathologen übersandt, Probe 1 erfaßt den Exophyten, Probe 2 bis 5 die makroskopisch unverdächtigen Randbezirke und Probe 6 die Tumorbasis (Abb. 1b). Die topographische Lage von Infiltrationstiefe bzw. zentripetale Ausbreitung des Tumors und von Tumorlymphbahn- bzw. Tumorgefäßeinbrüchen lassen sich später sicher rekonstruieren.

---

[1] Abteilung für Urologie, Eberhard-Karls-Universität Tübingen, Calwer Straße 7, D-7400 Tübingen.

Therapie des Harnblasenkarzinoms
(K.-H. Bichler, St. H. Flüchter u. W. L. Strohmaier, Hrsg.)
© Springer-Verlag Berlin Heidelberg 1988

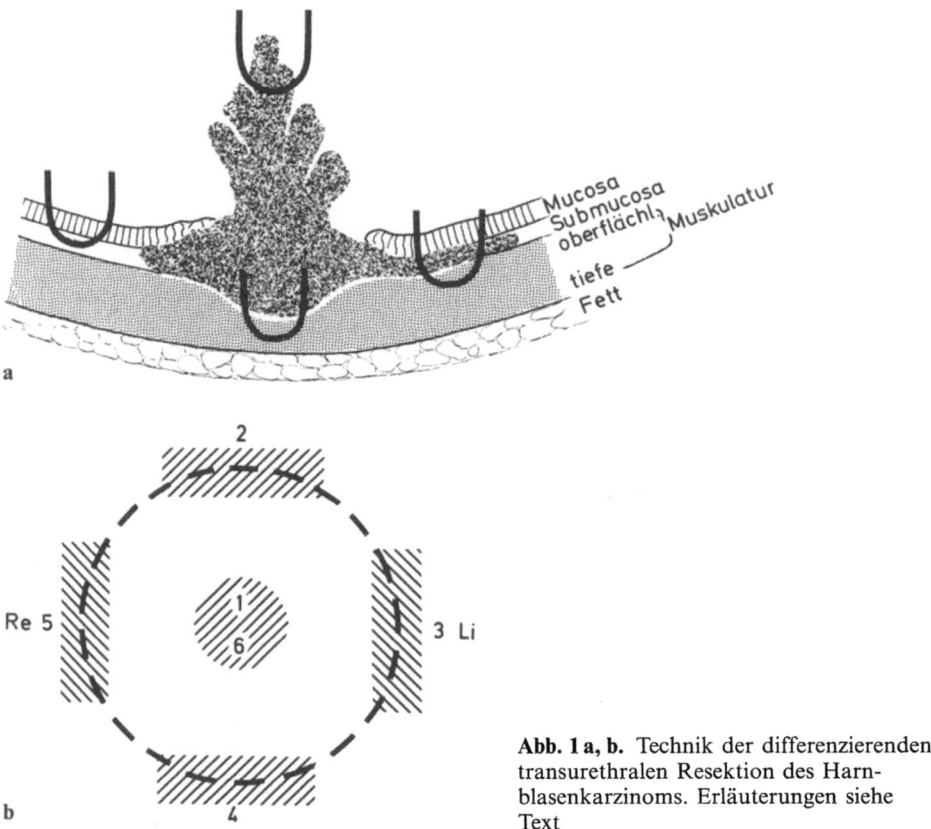

Abb. 1 a, b. Technik der differenzierenden transurethralen Resektion des Harnblasenkarzinoms. Erläuterungen siehe Text

Die transurethrale Elektroresektion kann auch als kurative Behandlungsmethode eingesetzt werden, dies betrifft jedoch nur oberflächliche Harnblasenkarzinome. Auch hier ist, wie bei der diagnostischen Resektion, ein exaktes Vorgehen erforderlich. Wir führen die transurethrale Resektion hier in der gleichen Weise durch wie die eben beschriebene diagnostische Resektion. Zeigt der histologische Befund der ersten Resektion noch Tumorgewebe, so wird der Resttumor in einer Zweit- oder weiteren Sitzung im Abstand von ca. einer Woche nach der gleichen Strategie behandelt. Diese Nachresektion wird bis zur Tumorfreiheit in allen 6 Portionen wiederholt. Bei histologisch bestätigter Tumorfreiheit erfolgt 6 Wochen später eine neuerliche, gleichartige Resektion zur nochmaligen Erfolgssicherung (Sicherheitsresektion) (Abb. 2). Zur Vermeidung von Implantationstumoren sollte routinemäßig eine lokale perioperative Instillationstherapie (z. B. mit Mitomycin) durchgeführt werden. Dies wird an anderer Stelle dieses Buches noch ausführlich behandelt (Flüchter). Abb. 3 zeigt die Ergebnisse dieser Vorgehensweise. Aufgezeigt ist die Zahl der Resektionen, die zur Erzielung der Tumorfreiheit notwendig waren. Die Resektion, die die Tumorfreiheit dokumentierte, ist hierbei nicht mitgezählt. Bei den T_a-Patienten waren nach einer TUR rund 90% tumorfrei, bei den restlichen Patienten konnte das Karzinom durch eine zweite

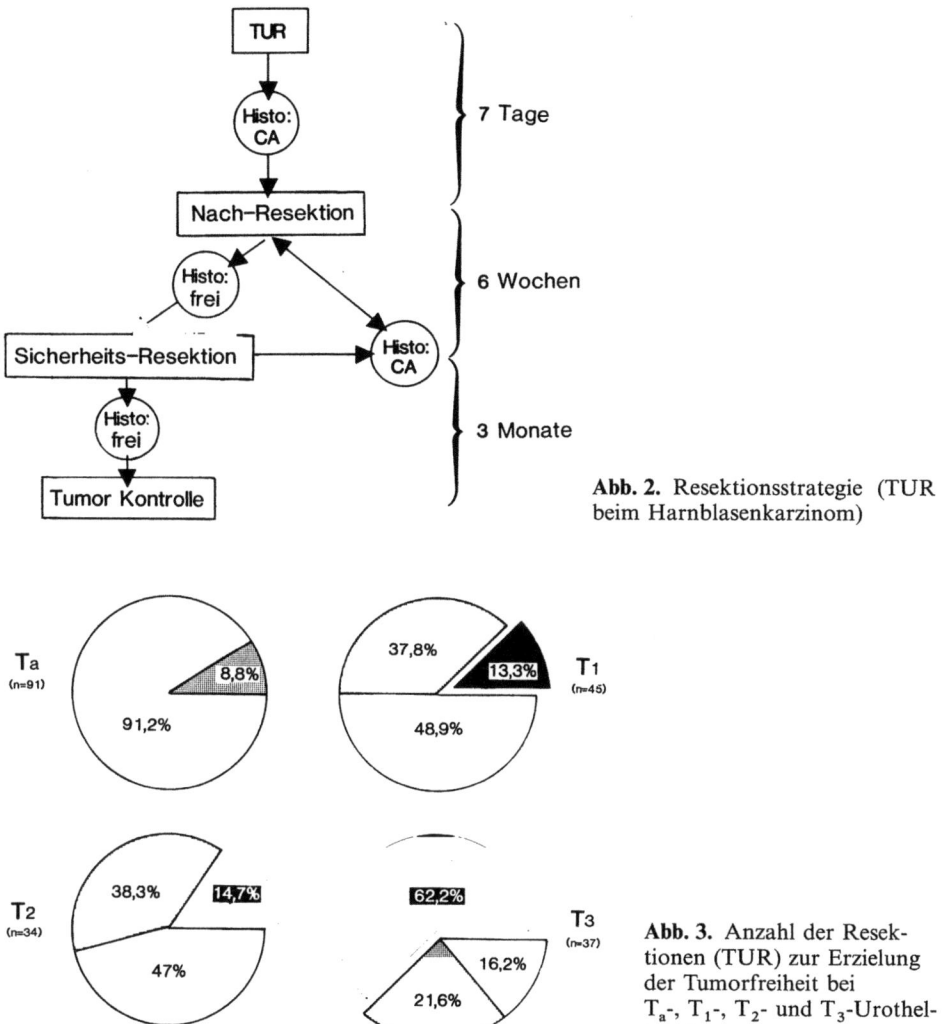

Abb. 2. Resektionsstrategie (TUR beim Harnblasenkarzinom)

Abb. 3. Anzahl der Resektionen (TUR) zur Erzielung der Tumorfreiheit bei T_a-, T_1-, T_2- und T_3-Urothelkarzinomen

Resektion beherrscht werden. Bei den T_1-Tumoren kann nur die Hälfte nach einer Resektion restlos beherrscht werden. Knapp 40% benötigten 2 oder mehr Resektionen. Bei den restlichen Patienten – mit überwiegend multilokulären Tumoren – konnte die Harnblase aus unterschiedlichen Gründen, wie einem schlechten Allgemeinzustand u. Inoperabilität, nicht tumorfrei reseziert werden.

Bei den T_2-Karzinom-Patienten konnte der Tumor in 47% durch eine Resektion vollständig entfernt werden. Bei weiteren 30% gelang es, in bis zu 4 Sitzungen den Tumor komplett zu entfernen. Bei 15%, wiederum überwiegend beim multilokulären Wachstum, gelang es nicht, den Tumor radikal zu entfernen. Drastisch verändert sich die Situation bei T_3-Karzinomen, hierbei kann in über 60% der Fälle durch die TUR keine Tumorfreiheit erzielt werden.

Zusammenfassend läßt sich die TUR als kurative Maßnahme bei T_a- oder T_1-Karzinomen einsetzen. Dabei kann die Forderung, das Karzinom im Gesunden zu entfernen, in der Regel erfüllt werden. Wir möchten jedoch nochmals betonen, daß diese Forderung nur mit einem Resektionsschema erfüllt werden kann, das neben einer präzisen Aussage über Lokalisation und Infiltrationstiefe den histologischen Nachweis der Karzinomfreiheit der Tumorbasis wie der Randbezirke gewährleistet. Das Konzept einer zweimaligen Dokumentation der Tumorfreiheit (Sicherheitsresektion) erscheint angesichts der spezifischen Problematik des Harnblasenkarzinoms folgerichtig und konsequent. Problematischer ist die Situation beim T_2-Karzinom. T_2-Tumoren gehen häufiger mit einem niedrigeren Differenzierungsgrad des Tumors einher und haben daher eine schlechtere Prognose. Mit der muskulären Tumorinfiltration beginnt die Abnahme der Lebenserwartung [9, 31]. Die Rate der Lymphknotenmetastasierung steigt ebenfalls deutlich an. Daher erscheint eine TUR mit kurativer Zielsetzung bei T_2-Karzinomen nur dann gerechtfertigt, wenn folgende Bedingungen erfüllt sind: Der Tumor sollte unilokulär sein, die Quadrantenbiopsie der übrigen Harnblase muß Tumorfreiheit zeigen. Außerdem sollten nur G_1-Karzinome in dieser Weise behandelt werden. Diese Bedingungen leiten sich aus den unterschiedlichen Langzeitergebnissen bei T_1- und T_2-Tumoren ab: Während für TUR-behandelte T_1-Karzinome Jahresüberlebensraten zwischen 70 und 80% bzw. 5-Jahres-Überlebensraten zwischen 40 und 90% berichtet werden, liegt die 3-Jahres-Überlebensrate TUR-behandelter T_2-Karzinome nur bei 50–54%, die 5-Jahres-Überlebensrate zwischen 30 und 60% (Tabelle 1) [3, 5, 12, 14, 26, 41]. Ferner zeigen Ergebnisse unseres Krankengutes den großen Unterschied in der 3-Jahres-Überlebensrate zwischen T_2G_1 und schlechter differenzierten T_2-Karzinompatienten: Während nach 3 Jahren noch über 90% der T_2G_1-Patienten leben, sind es bei G_2-Karzinomen noch etwas über 50%, beim G_3-Tumor jedoch nur noch 40% (Abb. 4).

Neben kurativer Zielsetzung kann die transurethrale Elektroresektion jedoch auch mit palliativer Intention bei fortgeschrittenen Karzinomen eingesetzt werden. Die Hauptindikation stellt hierbei die Makrohämaturie dar. Nach Rasswei-

Tabelle 1. Ergebnisse der TUR (3-Jahres- bzw. 5-Jahresüberlebensraten) beim oberflächlichen Harnblasenkarzinom

	T_1/A	T_2/B
3-Jahresüberlebensrate		
Vahlensieck 1980	80	50
Bichler et al. 1982	70	54
5-Jahresüberlebensrate		
Flocks 1951	77	47
Barnes 1977	63	40
Mauermayer et al. 1977	42	30
Habegger et al. 1980	89	51
Vahlensieck 1980	68	30

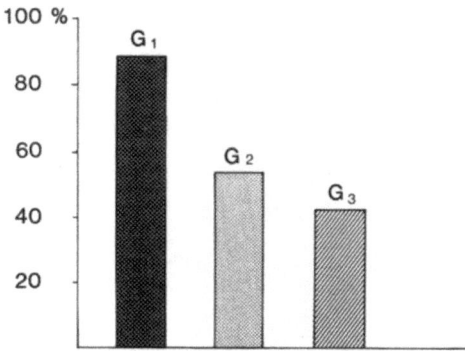

Abb. 4. Korrigierte 3-Jahresüberlebensraten bei T_2-Urothelkarzinompatienten ($n = 27$) in Abhängigkeit vom Malignitätsgrad (G_{1-3})

ler [30] war eine palliative TUR bei 70% von rund 800 Patienten mit fortgeschrittenem Harnblasenkarzinom erforderlich. Ferner kann die TUR bei anders nicht beherrschbaren Schmerzen sowie durch tumorbedingter Inkontinenz bzw. zur Verkleinerung der Tumormasse erforderlich werden.

Eine Verbesserung der transurethralen Resektionsmöglichkeiten könnte die Anwendung entsprechender Laserinstrumente bedeuten, die sowohl die Schneidfähigkeit der jetzigen Elektroresektoskope aufweisen, aber gleichzeitig die Tiefendenaturierung (speziell auf die Blut- und Lymphgefäße der Harnblasenwand) der Laserkoagulationssonden haben. Entwicklungsarbeiten dazu sind von uns initiiert.

Blasenteilresektion

Durch die Fortschritte in der Technik der transurethralen Resektion ist die Blasenteilresektion, die früher häufig empfohlen wurde, in den Hintergrund getreten. Sie wird heute nur noch bei rund 5% aller Blasenkarzinompatienten durchgeführt [47]. Die Indikation ist heute sehr eingeschränkt. Durch die differenzierende TUR sollten T_a- und T_1-Tumoren in der Regel nicht durch Blasenteilresektion behandelt werden, da der Eingriff für den Patienten belastender ist und die TUR beim Rezidiv einfacher wiederholbar ist.

Indiziert ist die Blasenteilresektion jedoch beim oberflächlichen Divertikel-Karzinom, das der transurethralen Resektion unter Umständen schlecht zugänglich ist. Infiltrierende Tumoren sollten solitär sein, die Tumorfreiheit der übrigen Harnblase muß auch hier durch eine Quadrantenbiopsie überprüft werden. Ferner darf der Blasenhals nicht befallen und die Organgrenze nicht überschritten sein [48]. Bei ostiennahen oberflächlichen Tumoren ist in Ausnahmefällen eine Blasenteilresektion mit Ureterneuimplantation indiziert, wie der Fall einer 57jährigen Patientin mit rezidivierendem Urothelkarzinom in der rechten Ostiengegend zeigt. Hier führten wir eine Blasenteilresektion mit Ureterneuimplantation i.S. einer Uretero-Ureterostomie durch (Abb. 5).

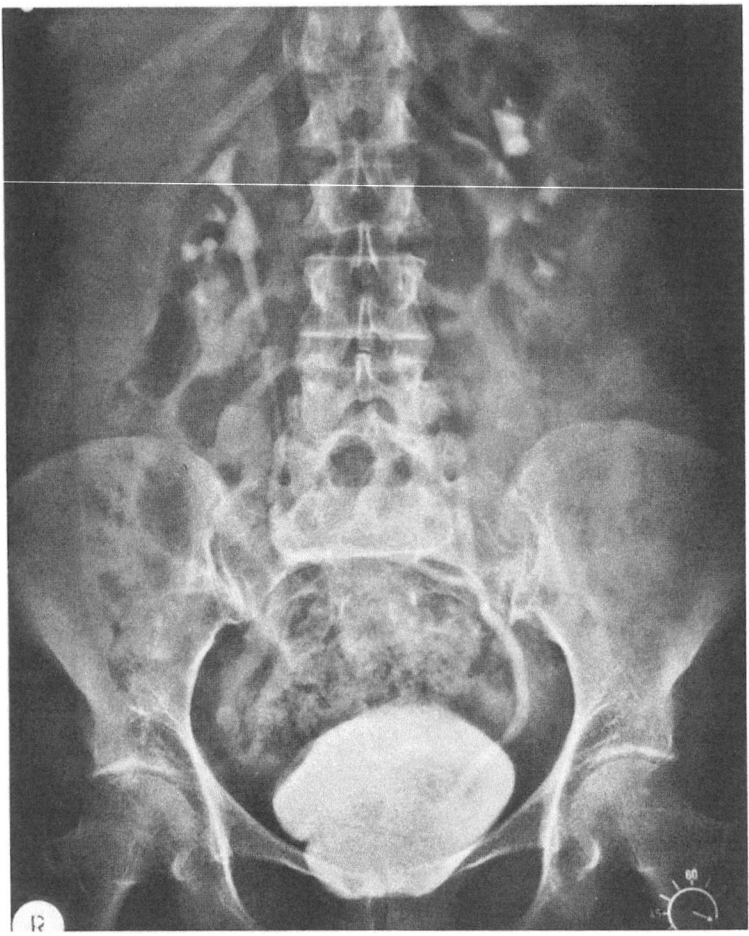

Abb. 5. Ausscheidungsurogramm einer 57jährigen Patientin (A.M.) mit rezidivierendem oberflächlichen ostiennahen Urothelkarzinom. Zustand nach Harnblasenteilresektion und Harn-
leiterneuimplantation im Sinne einer Ureteroureterostomie (rechter Harnleiter – linker Harnleiter)

Zystektomie

Die 3. Säule der operativen Therapie des Harnblasenkarzinoms ist die Zystektomie. Hierbei ist zwischen der radikalen und der sog. einfachen Zystektomie zu
unterscheiden. Bei der einfachen Zystektomie wird lediglich die Blase entfernt
[23]. Die radikale Zystektomie beinhaltet beim Mann gleichzeitig die Entfernung
der Prostata und Samenbläschen. Bei der Frau wird die gesamte Urethra, vordere
Scheidenwand, Uterus und Adnexe entfernt [23, 29]. Beim Mann kann die radikale Zystektomie mit einer Urethrektomie kombiniert weden. Ferner erhebt sich
die Frage nach der Bedeutung einer begleitenden Lymphadenektomie.

Zunächst jedoch zurück zur einfachen Zystektomie, also der alleinigen Entfernung der Harnblase. Sie kann aus onkologischen Gründen nur als palliative Methode empfohlen werden, wenn Komplikationen bei Blasenkarzinompatienten auf andere Weise nicht mehr beherrscht werden können. Hierzu gehören vor allem Schrumpfblasen mit schwerer Symptomatik sowie massive Blutungen [40].

Die radikale Zystektomie wird unter kurativer Zielsetzung eingesetzt. Indiziert ist der Eingriff einmal bei Patienten mit T_3- und T_{4a}-Tumoren, also tief infiltrierenden Karzinomen [5, 48]. Außerdem sollten, wie oben bereits dargelegt, auch schlecht differenzierte T_2-Karzinome der radikalen Zystektomie zugeführt werden [5, 48]. Da erfahrungsgemäß niedrig differenzierte G_3-Tumoren ein höheres malignes Potential besitzen, sollten ferner G_3-Rezidive auch bei oberflächlichen Tumoren (Carcinoma in situ, T_a, T_1) mit einer radikalen Zystektomie behandelt werden [5].

Neuere Untersuchungen [2] zeigen, daß T_1G_3-Karzinome aufgrund ihres malignen Potentials möglicherweise primär einer radikalen Zystektomie zugeführt weden sollten. Langzeitergebnisse stehen jedoch noch aus. Wir führen zu diesem Problem in unserer Klinik zur Zeit eine randomisierte Studie durch.

Voraussetzung ist in allen Fällen der fehlende Nachweis von Organmetastasen. Ein hohes Alter allein ist keine Kontraindikation zur Zystektomie, jedoch sollte bei Patienten über 75 die Entscheidung zu diesem Eingriff besonders sorgfältig und individuell getroffen werden [48].

Vieldiskutiert ist die Frage der begleitenden regionalen Lymphadenektomie der obturatorischen und iliacalen Lymphknoten (Abb. 6). Ungefähr 20 bis 35% aller Patienten, die zur radikalen Zystektomie ausgewählt wurden, zeigen Lymphknotenmetastasen im kleinen Becken [35, 47, 48]. Die Prognose verschlechtert sich dadurch erheblich. So werden für diese Patienten 5-Jahres-Überlebensraten zwischen 7 und 20% beschrieben (Tabelle 2) [30, 36, 45]. Es erhebt sich also die Frage, ob ein so großer Eingriff wie die radikale Zystektomie und Lymphadenektomie bei befallenen Lymphknoten gerechtfertigt ist. Andererseits zeigen Untersuchungen von Skinner [34], Whitmore [43], Drettler [10], daß die pelvine Lymphadenektomie die lokale Rezidivrate herabsetzen kann. So zei-

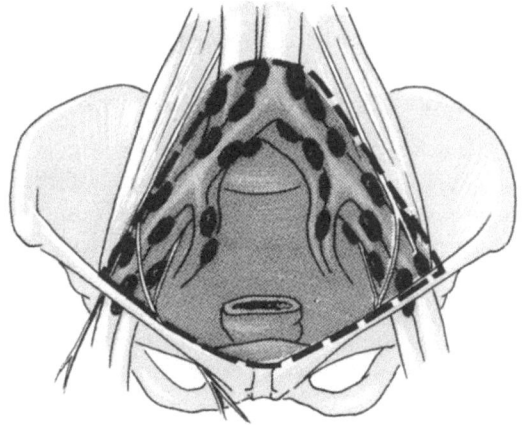

Abb. 6. Regionale Lymphknoten der Harnblase

Tabelle 2. Stadienabhängige Ergebnisse (5-Jahresüberlebensrate) der radikalen Zystektomie beim Harnblasenkarzinom

	T_a	T_1	T_2	T_{3a}	T_{3b}	T
Whitmore et al. 1977		63		20		6
Utz et al. 1978	61		31	16		–
Skinner et al.[a] 1982		–	53	37		25
Hanke et al. 1985		–	74	48	13	0
Alken et al. 1987	–	89	77	65	48	8

[a] nach Vorbestrahlung

gen 5 bis 20% der Patienten, die lymphadenektomiert wurden, ein Rezidiv, während nicht-lymphadenektomierte Patienten in rund 40% ein Lokalrezidiv aufwiesen. Überdies zeigen Untersuchungen von Drettler [10], Skinner [34], daß die Mortalität und Komplikationsrate der radikalen Zystektomie durch die begleitende pelvine Lymphadenektomie nicht erhöht wird. Unter diesen Gesichtspunkten erscheint die regionale Lymphadenektomie bei der radikalen Zystektomie gerechtfertigt. Am meisten profitieren davon Patienten mit Mikrometastasen in nur wenigen, blasennahen Lymphknoten [35]. Hier hat die Lymphadenektomie einen echten kurativen Charakter.

Ein weiteres vieldiskutiertes Problem im Rahmen der radikalen Zystektomie ist die Urethrektomie beim Mann. Verschiedene Untersuchungen zeigen, daß zwischen 6 und 20% aller radikal zystektomierten Patienten einen Tumor in der Urethra entwickeln [47]. Andererseits ist die Urethrektomie ein verstümmelndes Operationsverfahren mit nicht zu unterschätzender Komplikationsrate. So liegt es nahe, nach Kriterien zu suchen, bei welchen Patienten eine Urethrektomie sinnvoll ist. Verschiedene Untersuchungen [1, 17, 18, 28] zeigen, daß insbesondere Patienten mit niedrig differenziertem multifokalem Karzinom einen Tumor in der Urethra entwickeln. Daraus leitet sich die Indikation zur totalen Urethrektomie ab:

1. Bei Patienten mit Tumormanifestation in der prostatischen oder freien Harnröhre.
2. Patienten mit ausgedehnten multifokalen schlecht differenzierten Tumoren und
3. als sekundäre Urethrektomie bei positivem Tumorzellnachweis in der Spülzytologie aus der Harnröhre.

Möglicherweise läßt sich die Indikation zur Urethrektomie, wie dies aus onkologischen Gründen sinnvoll wäre, künftig häufiger stellen. Ebert u. a. [11] stellten 1985 ein komplikationsärmeres Verfahren zur Urethrektomie vor. Die Harnröhre wurde dabei mit Hilfe eines sog. Babcock-Strippers extrahiert, wie er auch zum Varizenstripping verwendet wird. Operationszeit und Operationsrisiko konnten dadurch deutlich gesenkt werden, allerdings liegen bisher nur Erfahrungen bei einer geringen Fallzahl vor, so daß der endgültige Stellenwert der Methode noch nicht beurteilt werden kann.

Integrierte Therapie

Im Rahmen der radikalen Zystektomie sind neoadjuvante Maßnahmen zu diskutieren, d. h. die Zystektomie erfolgt im Anschluß an eine tumorreduktive Vorbehandlung. Zu unterscheiden sind Strahlen-, Zystostatika-, Hyperthermiebehandlung und deren Kombinationen. Ziel der neoadjuvanten Therapie ist das Debulking oder die Destruktion des Tumors, so daß ein primär inoperabler Tumor unter kurativer Zielsetzung radikal operabel wird. Hier hat die alleinige Strahlentherapie versagt. Zwar beschrieb Whitmore [45, 46] in den 50er Jahren eine Abnahme der Lokalrezidive unter dieser Vorbehandlung, neuere Untersuchungen [7, 19, 25, 29, 35, 37] zeigten jedoch, daß aufgrund einer verbesserten radikalen Operationstechnik ohne Vorbestrahlung die gleichen Ergebnisse erzielt werden können. Darüber hinaus liegt der Vorteil des Verzichts auf die präoperative Radiotherapie in der geringeren Morbidität des operativen Eingriffes.

Die Zytostatikatherapie des Harnblasencarcinoms befindet sich in den letzten Jahren in einer Renaissance. Insbesondere durch die Polychemotherapie mit dem MVAC-, CISCA-, CMV-Schema (siehe im Kapitel Zytostatikabehandlung von Debruyne) dokumentieren konnten, ließ sich ein therapeutischer Durchbruch in der Ansprechbarkeit des Urothelcarcinoms auf die Zystostase erzielen. Dabei bedarf der disseminierte, d. h. metastasierende Tumor der systemischen, intravenösen Zytostatikatherapie. Nachteil dieses Therapieverfahrens sind die mitunter beträchtlichen Therapiefolgeerscheinungen. Der lokal begrenzte Primärtumor sollte deswegen lokal intraarteriell mit Zytostatika infundiert werden. Hierunter kommt es zu einem Anstieg der Zytostatika-Konzentration, zu einer Zunahme der Zytostatika-Effektivität bei Abnahme der systemischen Nebenwirkungen infolge niedriger, peripherer Zytostatikakonzentrationen [13].

Durch die transurethrale Hochfrequenzhyperthermie ist, wie eigene Untersuchungen zeigen [4], eine Destruktion des Tumors zu erzielen. Die Leistungsfähigkeit der Hyperthermie als neoadjuvante Monotherapie ist jedoch beim tiefinfiltrierenden Harnblasenkarzinom begrenzt.

Ausgehend von der nicht ausreichenden Effektivität bzw. beträchtlicher Therapiefolgeerscheinungen der Monotherapie konnte in den letzten Jahren gezeigt werden, daß durch Verwendung integrierter Therapieverfahren eine effektivere Karzinomdestruktion erzielt werden konnte. Unter integrierten Therapieverfahren versteht man Kombinationen von anerkannten Therapiekonzepten, die zu einer synergistischen Zunahme der Zytostatika-Effektivität führen.

Als integrierte, effektive, neoadjuvante Therapieverfahren sind hier insbesondere die Kombinationstherapie von Strahlen und Zytostatika (z. B. Cisplatin und Adriblastin) [20] auf der einen Seite zu nennen, wie auf der anderen Seite das Kombinationsverfahren der intraarteriellen, lokalen Zytostatika-Mikrosphären-Karzinom-Infusion und Hyperthermie, das an unserer Klinik entwickelt wurde [13]. Bei der integrierten Therapie müssen neben den additiven Effekten insbesondere eine synergistische Potenzierung der Zytostatika diskutiert werden.

Zusammenfassend möchten wir das Behandlungskonzept des fortgeschrittenen lokoregionären Blasenkarzinoms ($T_{3/4}N_0M_0$) vorstellen, wie es an unserer Klinik üblich ist. Zuerst führen wir eine diagnostische, transurethrale Resektion durch, um das exakte Tumorstadium bzw. den Malignitätsgrad zu bestimmen.

Danach beginnen wir eine integrierte neoadjuvante Behandlung mittels intraarterieller Zytostatika-Mikrosphären-Karzinom-Infusion und transurethraler Hochfrequenzhyperthermie mit dem Ziel der Tumorverkleinerung. Anschließend erfolgt die radikale Zystektomie unter kurativer Zielsetzung. Zur operativen Technik der radikalen Zystektomie mit Lymphadenektomie verweisen wir auf die einschlägigen Operationslehren (z. B. Mayor, Zingg) [27], Kockett, Koshiba [22], Blandy [6]. Im Falle eines später auftretenden Rezidives führen wir die systemische Polychemotherapie nach dem MVAC-Schema durch, nach Möglichkeit in Kombination mit einer Bestrahlung.

Harnableitung

Mit jeder Zystektomie ist notwendigerweise eine Harnableitungsoperation verbunden. Prinzipiell stehen dazu eine ganze Reihe verschiedener Verfahren zur Verfügung. Nephrostomien, Ureterocutaneostomie und ähnliches sollten aufgrund der Notwendigkeit eines Katheters und des damit erforderlichen regelmäßigen Wechsels nur in solchen Fällen angewandt werden, bei denen die Zystektomie mit palliativer Zielsetzung und schlechtem Allgemeinzustand des Patienten angewandt werden.

Bei radikaler Zystektomie unter kurativer Zielsetzung ist ein definitives Verfahren der Harnableitung zu wählen. Folgende Methoden sind hierzu zu diskutieren: Ileum-Conduit, Colon-Conduit, Ureterosigmoideostomie und neuerdings die kontinenten Harnreservoirs, wie z. B. die Pouches sowie die Camey-Blase.

Das Ileumconduit ist sicherlich die Methode, zu der am meisten Erfahrungen vorliegen. An unserer Klinik ist es zur Zeit noch die Methode der Wahl zur Harnableitung bei Zystektomien, da es sich letzten Endes um die komplikationsärmste Methode der definitiven Harnableitung handelt.

Bei 74 Patienten haben wir folgende Frühkomplikationen beobachtet: Die Mortalität lag bei 4%. Ein paralytischer Ileus kam in 4% vor, einen mechanischen Ileus und eine Anastomosen-Insuffizienz des Darmes beobachteten wir jeweils 1mal. Bei 4% sahen wir eine Insuffizienz der Ureter-Anastomose, gleich häufig fanden wir eine Harnstauung mit Urosepsis. Oberflächliche Wundheilungsstörungen sahen wir bei 8%, ein Platzbauch kam 1mal vor. Knapp 7% der Patienten erlitten thromboembolische Komplikationen. Bezüglich der Spätkomplikationen erhielten wir folgende Resultate: Eine Stomastenose trat in rund 5% auf, zu Hautkomplikationen im Stomabereich kam es bei 16%. Stenosen der Ureteranastomose sahen wir bei 6,5%, eine Urolithiasis entwickelte sich bei 5,5%. Das Colonconduit hat demgegenüber eine höhere Komplikationsrate, insbesondere sind Anastomosenstenosen ungleich häufiger [42]. Der Hauptvorteil, den man dem Colonconduit zuschreibt, ist der Reflexschutz der Nieren und damit die geringere Beeinträchtigung der Nierenfunktion. Allerdings wirkt sich dies in der Regel erst nach einer sehr langen Zeit und insbesondere bei kindlichen Nieren aus, so daß dieser Vorteil des Colon-Conduits beim Harnblasenkarzinompatienten in der Regel weniger relevant sein dürfte.

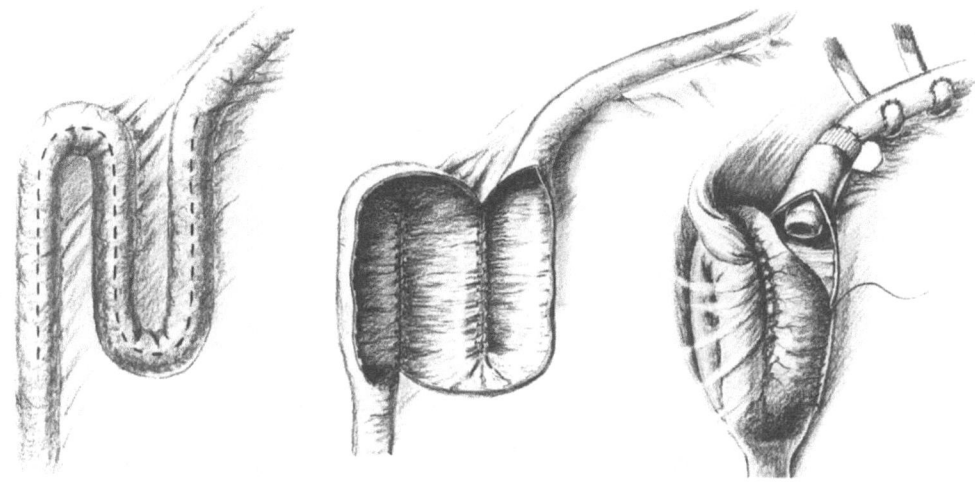

Abb. 7. Schematische Darstellung der operativen Technik des Ileum-S-Pouch mit Ileourethrostomie. Modifiziert nach Tscholl u. Leisinger [39]

Die Ureterosigmoideostomie hat zwar den theoretischen Vorteil eines kontinenten Reservoires, jedoch sind nur rund 25% aller Patienten mit Ureterosigmoideostomie voll kontinent [48]. Insbesondere bei älteren Patienten ist die Kontinenz problematisch. Ein weiterer Nachteil der Ureterosigmoideostomie ist die relativ häufig auftretende hyperchlorämische, hypokaliämische Azidose, die oft eine lebenslange Alkalantieneinnahme erfordert [24]. Ferner ist durch die lange Kontaktzeit zwischen Urin und Darmschleimhaut nach mehrjähriger Latenzzeit mit Sigmakarzinomen zu rechnen [16].

In neuerer Zeit wurden weitere kontinente Formen der Urinableitung beschrieben, wie die verschiedenen Pouches [21, 38, 39] oder die Camey Enterozystoplastik [39]. Beispielhaft sei der sog. S-Pouch nach Leisinger und Tscholl [39] genannt. Hier wird das terminale Ileum s-förmig zu einem Pouch genäht, die Harnleiter werden in das invaginierte, proximale Ende des ausgeschalteten Ileums eingepflanzt. Der Pouch wird anschließend mit dem Harnröhrenstumpf anastomosiert (Abb. 7). Als Vorteil dieser Methode erscheint im Vergleich zu anderen Pouches die hohe nächtliche Kontinenzrate.

Der große Vorteil der Harnableitung in Pouches ist die Kontinenz, der Patient benötigt keine Urinbeutel. Nachteilig ist die relativ lange Operationsdauer, was sich insbesondere bei gleichzeitiger Zystektomie auswirkt und die Komplikationsrate erhöht. Ferner muß bedacht werden, daß der Urin ähnlich wie bei der Ureterosigmoideostomie eine lange Kontaktzeit mit der Darmschleimhaut aufweist und möglicherweise auch hier eine Induktion eines intestinalen Karzinoms erfolgen kann. Bei der direkten Anastomose des Pouch mit der Harnröhre ist insbesondere das Risiko eines sekundären Harnröhrenkarzinoms in Betracht zu ziehen. Als Kontraindikationen für diese Technik gelten Tumornachweis in der prostatischen Harnröhre sowie ein multifokales Karzinom [32]. Langzeiterfahrungen mit den kontinenten Urinreservoirs liegen bisher noch nicht vor.

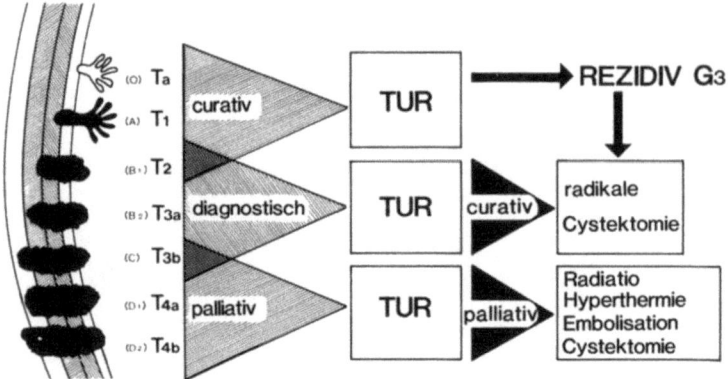

1 Urothelium
2 Lamina propria
3 Muskel
4 Fett

Abb. 8. Therapiekonzept des Harnblasenkarzinoms

Abschließend möchten wir unser Konzept der operativen Behandlung des Harnblasenkarzinoms zusammenfassen (Abb. 8): Oberflächliche Harnblasenkarzinome (T_a, T_1) können in der Regel kurativ mittels transurethraler Elektroresektion behandelt werden. Beim T_2-Karzinom kommt eine kurative TUR nur unter bestimmten Voraussetzungen (G_1-Karzinom, unilokulärer Tumor) in Frage. Mäßig und schlecht differenzierte T_2-Karzinome sowie T_3- und T_{4a}-Karzinome jeden Malignitätsgrades sollten primär einer radikalen Zystektomie zugeführt werden. Wenig differenzierte Rezidive oberflächlicher Urothelcarcinome machen in der Regel ebenfalls eine Zystektomie erforderlich. Die Zystektomie führen wir heute normalerweise als integrierte Therapie (präoperative Zytostatika-Mikrosphären-Karzinom-Infusion/Hochfrequenzhyperthermie) durch. Die radikale Zystektomie sollte heute immer von einer pelvinen Lymphadenektomie begleitet sein.

Literatur

1. Ahlering TE, Lieskovsky G, Skinner DG (1984) Indications for urethrectomy in men undergoing single stage radical cystectomy for bladder cancer. J Urol 131:657–659
2. Alken P (1987) Stellenwert der Zystektomie bei der Behandlung des Blasenkarzinoms. Vortrag anläßlich der 28. Tagung d. Südwestdeutschen Gesellschaft für Urologie
3. Barnes RW, Bergmann RT, Hadley HL, Love D (1967) Control of bladder tumor by endoscopic surgery. J Urol 97:864
4. Bichler KH, Harzmann R, Flüchter SH (1982) Ergebnisse der lokalen transurethralen Hochfrequenzhyperthermie bei Harnblasenkarzinom. Urologe [A] 21:12–19
5. Bichler K-H, Harzmann R, Flüchter SH, Erdmann W (1982) Fortschritte der transurethralen Elektroresektion des Harnblasenkarzinoms. Urologe [A] 21:3–8
6. Blandy J (1978) Operative Urology. Blackwell Scientific Publications, Oxford London Edinburgh Melbourne
7. Bredael JJ, Croker BP, Glenn DF (1980) The curability of invasive bladder cancer treated by radical cystectomy. Eur Urol 6:206–210

8. Bressel M, Kemper K, Städtler F (1969) Urologe [A] 8:73
9. Cox EE, Cass AS, Boyce WH (1969) J Urol 101:550
10. Dretler SP, Ragsdale BD, Leadbetter WF (1973) The value of pelvic lymphadenectomy in the surgical treatment of bladder cancer. J Urol 109:409–414
11. Ebert T, Schmitz-Dräger BJ, Bürrig KF, Ackermann R (1985) Urethrektomie beim Harnblasenkarzinom – Ein neues Verfahren unter Verwendung eines Venenextraktors. In: Hohenfellner R (ed) Verhandlungsbericht der Deutschen Gesellschaft für Urologie. Georg Thieme, Stuttgart New York, p 61
12. Flocks RH (1951) Treatment of patients with carcinoma of the bladder. JAMA 145:295
13. Flüchter SH, Bichler KH, Walter E, Laberke HG, Müller-Schauenburg W, Nelde HJ, Rothe KF (1986) Intraarterielle synchrone Mikrosphären-Zytostatikainfusion urologischer Tumoren. In: Nagel GH, Sauer R, Schreiber HW (Hrsg) Aktuelle Onkologie 28, Mitomycin 85, Klinik – Pharmakologie – Perspektive. Zuckschwerdt, München Bern Wien, p 172
14. Habegger R, Toggenburg H, Brand HP, Bandhauer K (1980) Ergebnisse der transurethralen Tumorresektion beim Blasenkarzinom. Acta Urol Belg 11:201
15. Hanke P (1987) Ergebnisse der radikalen Zystektomie bei filtrierenden Harnblasenkarzinomen. Vortrag anläßlich der 28. Tagung der Südwestdeutschen Gesellschaft für Urologie
16. Harzmann R, Schubert GE, Bichler KH (1984) Harnblasenektrophie und Karzinomentstehung. Aktuel Urol 15:116–121
17. Hendry WF, Gowing NFC, Wallace DM (1974) Surgical treatment of urethral tumors associated with bladder cancer. Proc R Soc Med 67:304–307
18. Herrlinger A, Schrott KM, Kühn R (1985) Prophylaktische Urethrektomie bei radikaler Cystektomie. In: Hohenfellner R (eds) Verhandlungsbericht der Deutschen Gesellschaft für Urologie. Georg Thieme, Stuttgart New York, p 260
19. Jacobi GH, Klippel FF, Hohenfellner R (1983) 15 Jahre Erfahrung mit der radikalen Cystektomie ohne präoperative Radiotherapie beim Harnblasenkarzinom. Aktuel Urol 14:63–69
20. Jakse G, Frommhold H, Marberger H (1983) Combined cis-platinum and radiation therapy in patients with stages pT3 and pTa bladder cancer: a pilot study. J Urol 129:502
21. Kock NG, Nilson AE, Nilsson LO, Norlén LJ, Philipson BM (1982) Urinary diversion via a continent ileal reservoir: clinical results in 12 patients. J Urol 128:469
22. Cockett ATK, Koshiba K (1979) Manual of Urologic Surgery. Springer, New York
23. Loening SA (1985) Endoscopic and open surgical management. In: Culp DA, Loening SA (eds) Genitourinary oncology. Lea & Febinger, Philadelphia, p 305–313
24. Marberger M (1977) Erfahrungen mit der Harnleiter-Darmimplantatio. In: Zingg EJ, Tscholl R (eds) Die supravesikale Harnableitung. Huber, Bern, pp 210–222
25. Mathur VK, Krahn HP, Ramsey E (1981) Total cystectomy for bladder cancer. J Urol 125:784–786
26. Mauermayer W, Tauber R, Steuer G, Schwarz W (1978) Die transurethrale Resektion des Harnblasenkarzinoms. In: Hohenfellner R (eds) Verhandlungsbericht der Deutschen Gesellschaft für Urologie. Springer, Berlin Heidelberg New York, p 12–19
27. Mayor G, Zingg EJ (1973) Urologische Operationen. Georg Thieme, Stuttgart
28. Poole-Wilson DS, Barnard RJ (1971) Total cystectomy for bladder tumors. Br J Urol 43:16–23
29. Prout GR (1976) The surgical management of bladder carcinoma. Urol Clin North Am 3:149–153
30. Reid EC, Oliver JA, Fishman IJ (1976) Preoperative irradiation and cystectomy in 135 cases of bladder cancer. Urology 8:247–250
31. Richie IP, Skinner DG, Kaufmann II (1975) Radical cystectomy for carcinoma of the bladder: 16 years of experience. J Urol 113:186
32. Röhrborn CG, Allen TD, Sagalowsky AI, Peters PC (1985) Harnableitung nach der Camey-Methode – Vorläufige Ergebnisse klinischer, laborchemischer und urodynamischer Studien. In: Hohenfellner R (ed) Verhandlungsbericht der Deutschen Gesellschaft für Urologie. Georg Thieme, Stuttgart New York, p 292–295
33. Skinner DG (1982) Surgical management of invasive bladder cancer. In: Skinner DG (ed) Urological Cancer, p 169–179
34. Skinner DG (1982) Management of invasive bladder cancer: A meticulous pelvic node dissection can make a difference. J Urol 128:34

35. Skinner DG, Lieskovsky G (1984) Contemporary cystectomy with pelvic node dissection compared to preoperative radiation therapy plus cystectomy in management of invasive bladder cancer. J Urol 131:1069–1072
36. Smith JA, Whitmore WF (1982) Regional lymph node metastases for bladder cancer. J Urol 126:591–593
37. Studer UE, Ruchti E, Greiner RM, Zingg EJ (1983) Faktoren, welche die Überlebensrate nach totaler Zystektomie wegen Harnblasentumoren beeinflussen. Aktuel Urol 14:70–77
38. Thüroff JW, Alken P, Riedmiller H, Engelman U, Jacobi GH, Hohenfellner R (1986) The Mainz pouch (mixed augmentation ileum and cecum) for bladder augmentation and continent diversion. J Urol 136:17
39. Tscholl R, Leisinger HJ, Hauri D (1987) The ileal S-pouch for bladder replacement after cystectomy: preliminary report of 7 cases. J Urol 138:344–347
40. Utz DC (1982) Surgical management of patients with metastatic bladder cancer: A commentary. In: Bonney WW, Prout GR (eds) AUA Monographs Vol 1 – Bladder Cancer. Williams & Wilkins, Baltimore London, p 157–164
41. Vahlensieck W (1982) Bladder cancer surgery. In: Denis L, Smith P, Pavone-Malcuso M (eds) Clinical bladder cancer. Plenum Press, New York, p 71
42. Walz PH, Hohenfellner R (1984) Spätergebnisse nach Harnableitung mittels Kolon-Conduit bei Kindern. Aktuel Urol 15:243
43. Whitmore WF (1980) Integrated irradiation and cystectomy for bladder cancer. Br J Urol 52:1–9
44. Whitmore WF, Batata MA, Hilaris BS, Reddy GN, Unal A, Ghoneim MA, Grabstald H, Chu F (1977) A comparative study of two preoperative radiation regimens with cystectomy for bladder cancer. Cancer 40:1077–1086
45. Whitmore WF, Grabstald H, Mackenzie RA (1968) Preoperative irradiation with cystectomy in the management of bladder cancer. Am J Roentgenol Radium Ther Nucl Med 102:570–576
46. Whitmore WF, Marshall VF (1962) Radical total cystectomy for cancer of urinary bladder: 230 consecutive cases five years later. J Urol 87:853–868
47. Zingg EJ (1985) Die operative Therapie des invasiven Blasenkarzinoms. In: Hohenfellner R (eds) Verhandlungsbericht der Deutschen Gesellschaft für Urologie. Georg Thieme, Stuttgart New York, p 29–44
48. Zingg EJ, Wallace DMA (1985) Conservative surgery. In: Zingg EJ, Wallace DMA (eds) Bladder cancer. Springer, Berlin Heidelberg New York Tokyo, p 191–206

Strahlentherapie des Harnblasenkarzinoms

J. Ammon[1], H.-B. Gehl[1] und J. H. Karstens[1]

Einleitung und Problemstellung

Mit der Einführung der Megavolttherapie wurde die Indikation einer Bestrahlung von Harnblasenkarzinomen teilweise unabhängig von der Größe der Tumorinvasion gestellt. Die nicht immer günstigen Ergebnisse, aber auch die inzwischen durch das TNM-System und das Grading sehr differenzierte Einteilung der urothelialen Tumoren hat dazu geführt, daß praktisch nur noch bei etwa einem Viertel der Patienten die Indikation einer Bestrahlung diskutiert wird. Tabelle 1 zeigt die Häufigkeit der verschiedenen Blasentumoren in Abhängigkeit von der T-Kategorie und vom Malignitätsgrad. So wird bei den häufigsten Tumoren der Klassifikation Ta G1 die Behandlung mit der transurethralen Resektion abgeschlossen sein. Die Tabelle zeigt weiter, daß fortgeschrittene Tumoren und auch Tumoren mit einem ungünstigen Grading seltener vorkommen. Hier ist die Indikation der Bestrahlung gegeben. Während bisher die Indikation der Bestrahlung als prä- oder postoperative bzw. alleinige Maßnahme diskutiert wurde, ist in den letzten Jahren mit Erfolg versucht worden, durch zytostatische Substanzen, wie Cisplatin, Adriamycin oder 5-Fluorouracil die Wirkung der Bestrahlung zu verstärken. Aufgrund der bisher vorliegenden Daten können möglicherweise durch die zuletzt genannten kombinierten Verfahren bessere Ergebnisse erzielt werden, so daß die Indikation einer Bestrahlung an Bedeutung gewinnen wird. Ein entscheidender Gesichtspunkt ist in diesem Zusammenhang, daß durch solche Behandlungskonzepte bei einem Teil der Patienten die Harnblase mit ausreichender Funktion erhalten bleibt. Unter diesem Gesichtspunkt sollte die vorliegende Aufstellung über die aktuelle Situation der Möglichkeiten einer Strahlentherapie von Harnblasenkarzinomen informieren.

Tabelle 1. Relative Häufigkeitsverteilung urothelialer Blasentumoren in Abhängigkeit von der Infiltrationstiefe (T) und dem Differenzierungsgrad (G). (Aus Rübben 1985)

	G_1	G_2	G_3
$T_{a/1}$	35,0	30,3	12,6
$T_{2/3a}$	0,1	4,7	12,8
$T_{3b/4}$	0,0	0,7	3,8

[1] Abteilung Strahlentherapie der Medizinischen Fakultät der RWTH Aachen, Pauwelsstraße, D-5100 Aachen.

Therapie des Harnblasenkarzinoms
(K.-H. Bichler, St. H. Flüchter u. W. L. Strohmaier, Hrsg.)
© Springer-Verlag Berlin Heidelberg 1988

Bestrahlungstechniken

Die Bestrahlung mit Röntgengeräten ist wegen der ungünstigen Dosisverteilung zugunsten der Behandlung mit Megavoltgeräten aufgegeben worden. Auch die zu den Megavoltgeräten zählenden Telekobaltgeräte werden heute in der Regel nicht mehr zur kurativen Behandlung wegen des vergleichsweise steileren Abfalls der Tiefendosiskurve eingesetzt. Die Linearbeschleuniger erlauben jede gewünschte Dosis in die zum Teil großen Zielvolumina, welche die Harnblase umgeben, einzustrahlen ohne die umgebenden gesunden Gewebe in Mitleidenschaft zu ziehen. Die Bestrahlung kann mit Stehfeldern abwechselnd von ventral und dorsal, mit gekreuzten seitlichen Feldern oder als Bewegungsbestrahlung erfolgen. Das Strahlenfeld bezieht den Primärtumor ein und berücksichtigt auch die mögliche Tumorinvasion [2]. Man unterscheidet deshalb die kleinvolumige Bestrahlung von der großvolumigen Bestrahlung. Bei der kleinvolumigen Bestrahlung wird die Blase als Zielvolumen angesehen, und es ist möglich die geforderten Gesamtdosen bis zu 65 Gy zu applizieren [13, 51]. Bei der großvolumigen Bestrahlung werden die Beckenlymphknoten in das Zielvolumen einbezogen. In der Regel reicht das Zielvolumen von der Lymphknotenbifurkation bis zu den Sitzbeinhöckern und überragt seitlich die Linea terminalis um etwa 2 cm [2]. Die Gesamtdosen sollten bei der großvolumigen Bestrahlung 45 Gray nicht überschreiten. Es ist dann aber möglich, den Primärtumor noch kleinvolumig aufzusättigen.

Die Bestrahlungsplanung erfolgt in der Regel unter Zuhilfenahme eines Computertomographen [1]. Mit einem Rechner können die für die jeweilige Bestrahlungstechnik errechneten Isodosen in die computertomographisch hergestellten Körperquerschnitte hineinprojiziert werden. Man kann so die in strahlenempfindliche, gesunde Organe eingestrahlte Dosis einschätzen und auch unter Umständen notwendige Änderungen der Bestrahlungstechnik herbeiführen. Als strahlenempfindlichere Organe gelten im Beckenbereich die Ileumschlingen und die Rektumschleimhaut [10, 38, 39].

Die einzustrahlenden Gesamtdosen müssen in kleine Einzeldosen aufgeteilt werden [20], wobei im Zielvolumen Einzeldosen von 2 Gy nicht überschritten werden sollten. Auch eine Wochendosis von 8–10 Gy sollte nicht überschritten werden [31, 47]. Diese Fraktionierung bedeutet jedoch aus strahlenbiologischer Sicht einen Verlust an Effektivität [15]. Elkind und Sutton konnten im strahlenbiologischen Experiment zeigen, daß bei kleinen Einzeldosen Erholungsvorgänge ablaufen, die dazu führen, daß die fraktioniert gegebene Gesamtdosis weniger effektiv ist als die auf einmal gegebene Gesamtdosis [15]. Die klinische Strahlentherapie hat deshalb bewußt einen Verlust an Effektivität hingenommen, um durch die Fraktionierung eine Schonung der gesunden den Tumor umgebenden Gewebe zu erreichen. Da jedoch die Erholungsvorgänge eine gewisse Zeit brauchen, bis sie wirksam werden, wurde in der Klinik die Möglichkeit diskutiert, nicht mehr wie bisher täglich eine Bestrahlung durchzuführen, sondern die tägliche Dosis auf mehrere tägliche Fraktionen zu verteilen. Als wirksam und klinisch praktikabel hat sich erwiesen, 2täglich Bestrahlungen im Abstand von 6 Stunden vorzunehmen, um so mögliche Erholungsvorgänge weitgehend zu blockieren [3, 37]. Erste Erfahrungen bei der Bestrahlung von Patienten mit Blasenkarzinomen liegen jetzt vor und rechtfertigen, diese Möglichkeit weiter zu verfolgen [28].

Schließlich ist noch die interstitielle Strahlentherapie zu erwähnen, welche in der Regel im Zusammenhang mit einer perkutanen Bestrahlung einzusetzen ist. Bei der interstitiellen Bestrahlung werden radioaktive Präparate in den Tumor eingeführt. Sie verbleiben dort solange, bis die gewünschte lokale Dosis erreicht ist. Nachteil der interstitiellen Strahlentherapie ist die geringe Reichweite der Strahlung, meist handelt es sich um punkt- oder zylinderförmige Strahlenzellen, z. B. Radiumpräparate, neuerdings werden auch punktförmige Strahlenquellen, Iridium 192 eingesetzt. Lokal begrenzt können jedoch hohe Einzeldosen erreicht werden, und deshalb sind auch bezüglich der lokalen Tumorkontrolle eindrucksvolle Ergebnisse bekannt [64, 65].

Präoperative Strahlentherapie

Eine früher viel diskutierte Möglichkeit der Behandlung des muskelinvasiven Harnblasenkarzinoms war die präoperative Bestrahlung mit Dosen zwischen 20 und 50 Gy [54]. Anschließend erfolgte die elektive Zystektomie. Rationale Grundlage einer solchen Behandlungsform waren folgende Vorstellungen:

– Die Vermeidung intraoperativer Aussiedlung von Tumorzellen
– Die Sterilisation subklinischer Mikrometastasen außerhalb des direkten Operationsgebietes
– Die Ermöglichung eines sogenannten Down-Staging.

Das letztgenannte Down-Staging wurde sowohl histologisch wie zytologisch beschrieben [7, 24, 30]. Bei T3-Tumoren [62] wurde in einer randomisiert prospektiven Studie nach 40 Gy in 49% der Fälle (insgesamt 74 Patienten) eine Tumorregression im pathologischen Präparat gegenüber dem prätherapeutischen Staging beschrieben. Bei 31% der Patienten wurde sogar eine komplette Remission oder nur ein Carcinoma in situ nach Vorbestrahlung gesehen. Eine andere Studie [63] berichtet über Remissionen von T3-Blasenkarzinomen nach 40 Gy bei 87% (T3a) bzw. 66% (T3b) aller Patienten. Über ein zytologisches Down-Staging bei T3-Harnblasentumoren nach nur 20 Gy, in 5 Tagen appliziert, berichtet Klein [30]. Mit Hilfe der Impulszytophotometrie wurde bei 43% aller Patienten eine Reduktion der Aneuploidie beobachtet, wobei bei 14% überhaupt keine Aneuploidie mehr gesehen wurde, d. h. impulszytophotometrisch fanden sich Zeichen einer kompletten Remission [30].

Über ähnliche Ansprechraten wird im Rahmen der neoadjuvanten Chemotherapie berichtet [8, 19, 48, 55, 56]. Bei Patienten mit Transitionalzellkarzinomen der Kategorie T2-4, N0, M0 werden Ansprechraten nach Anwendung eines präoperativen M-VAC-Schemas (Methotrexat-Vindesin, Adriamycin, Cisplatin) von 54% bis 71% bei kompletten Remissionen von 33–50% mitgeteilt [48, 55, 56]. Bei neoadjuvanter intraarterieller Gabe von Cisplatin allein beziehungsweise Cisplatin plus Adriamycin wird sogar eine komplette Remissionsrate von 45% angegeben [8]. Bei diesen Studien handelt es sich bisher um sehr kleine Patientenkollektive verglichen mit den größeren Kollektiven der präoperativ bestrahlten Patienten [60]. Darüber hinaus sind noch keine 5-Jahres-Überlebensraten bekannt. Die 5-Jahres-Überlebensrate bei der präoperativen Bestrahlung rangierte zwischen 38 und 53% [7, 41, 54]. Die lokoregionale Rezidivrate betrug höchstens 9% [41, 54]. Eine abschließende Bewertung der präoperativen Bestrahlung ist noch nicht möglich. So werden z. Z. Fragen wie Größe der einzustrahlenden Dosis [41, 54] oder auch Größe der Komplikationsrate einer Zystektomie nach Vorbestrahlung unterschiedlich beantwortet [6, 7, 33, 41, 44, 66].

Postoperative Strahlentherapie nach Zystektomie

Heute wird bei vielen soliden Tumoren im Falle von definierten Risikogruppen eine postoperative Strahlentherapie vorgeschlagen. Routinemäßige präoperative Bestrahlungen sind weitgehend verlassen worden, da ein Einfluß auf die Überlebensrate nicht sicher ermittelt werden konnte. Bei Tumoren wie dem Rektumkarzinom kann durch eine gezielte postoperative Strahlentherapie bei bestimmten Risikogruppen die lokale Rezidivrate erheblich gesenkt werden und die Überlebenszeit signifikant verbessert werden [23]. Es ist insofern erstaunlich, daß bei Patienten mit einem Harnblasenkarzinom bislang nur in einer einzigen Studie der Radiation Treatment Oncology Group (RTOG) die mögliche Bedeutung einer postoperativen Strahlentherapie nach Zystektomie überprüft wurde [36]. Etwa 5 Wochen nach verschiedenen Formen einer Zystektomie (einfache Zystektomie, radikale Zystektomie mit oder ohne Lymphonodulektomie) wurde bei 48 Patienten eine Dosis von 45 Gy mit relativ großen Zielvolumina eingestrahlt. Ziel dieser Phase I/Phase II Studie der RTOG war, die Toxizität einer solchen adjuvanten Strahlentherapie zu dokumentieren und die Rezidivrate zu ermitteln. Im wesentlichen wurden bezüglich der Behandlungsfolgen keine Unterschiede zu postoperativ nicht bestrahlten Patienten beobachtet, jedoch bildeten wegen der großen Strahlenfelder mögliche radiogene Dünndarmläsionen das Hauptproblem bei den 48 Patienten. Eine Verringerung des Zielvolumens und die Verwendung niedrigerer Einzeldosen könnte dazu beitragen, diese Komplikationen zu reduzieren. Weiterhin befaßten sich verschiedene Autoren [10] mit der Möglichkeit, durch entsprechende Patientenlagerung (Bauch- oder Rückenlage; Schräglage) die Häufigkeit ernster Komplikationen im Bereich des Dünndarms zu reduzieren. Ähnliche Überlegungen werden gegenwärtig bezüglich der postoperativen Strahlentherapie bei Patienten mit einem Rektumkarzinom angestellt [23]. Die Höhe der postoperativ einzustrahlenden Dosis wird vom im Zielvolumen miterfaßten Dünndarmvolumen abhängig gemacht. Dies bedeutet, daß bei einigen Patienten trotz erhöhtem Rezidivrisiko auf eine adjuvante postoperative Strahlentherapie bewußt verzichtet werden muß.

Die Phase I/II-Studie der RTOG ergab nur bei 4 von 48 postoperativ bestrahlten Patienten ein lokoregionäres Rezidiv im Becken. Die 4-Jahres-Überlebensrate betrug 69% für Patienten mit einem Harnblasenkarzinom der T-Kategorie 2 bis 3. Zusammenfassend kann sicherlich gesagt werden, daß die Bedeutung der postoperativen Strahlentherapie in weiteren Untersuchungen abzuklären ist, jedoch zeigen diese Resultate, daß möglicherweise der postoperativen Strahlentherapie in Zukunft eine größere Bedeutung zukommen könnte. Jedoch sind eine Reihe von Fragen zu klären, z. B. die Frage, ob ein möglichst frühzeitiger Beginn der Bestrahlung in der Lage ist, die Prognose zu verbessern [18]. Weiterhin wurden zwar bisher die Rezidivmuster analysiert, jedoch wurde von wenigen Autoren die Frage der Lokalisation des ersten Rezidives [35, 54, 59] untersucht. Wenn etwa bei nur operierten Patienten Lokalrezidive zunächst ohne Fernmetastasen auftreten, wäre beispielsweise eine postoperative Bestrahlung eindeutig indiziert.

Definitive Strahlentherapie

Unter einer definitiven Strahlentherapie wird eine Bestrahlung mit kurativer Zielsetzung in voller Dosis ohne eine primär geplante Zystektomie verstanden [2]. Für diejenigen Patienten, die ein Tumorrezidiv erleiden bzw. bei welchen eine hämorrhagische Zystitis nach Bestrahlung auftritt, kann eine Zystektomie hilfreich sein [6, 16, 33, 49]. Man nennt eine Zystektomie nach vorausgegangener definitiver Strahlentherapie „Rescue- oder Salvage"-Zystektomie [6]. Streng genommen ist im Rahmen einer definitiven Strahlentherapie eine Zystektomie nicht vorgesehen. Angelsächsische Autoren [6, 7, 13, 14, 38 – 40] schlagen eine initiale Strahlentherapie vor, um denjenigen Patienten, welche ein komplette Tumorrückbildung bei günstigen prognostischen Faktoren aufwiesen, eine Zystektomie zunächst zu ersparen [2]. Sollte die Bestrahlung nicht die erwünschte Rückbildung herbeiführen, kann die Salvage-Zystektomie angeschlossen werden. So können die Grenzen zwischen der präoperativen Strahlentherapie und der definitiven Strahlentherapie mit Salvage-Zystektomie durchaus fließend sein [2]. Die definitive Strahlentherapie ist somit als alternatives Behandlungsverfahren für Patienten mit muskelinvasiven Harnblasenkarzinomen anzusehen. Sie kommt bei denjenigen Patienten in Frage, bei welchen eine Operation aus verschiedenen Gründen nicht möglich beziehungsweise vom Patienten nicht erwünscht ist.

Grundlage einer definitiven Strahlentherapie sollten stets ausreichend verfügbare Daten hinsichtlich der Bedeutung prognostischer Faktoren sein. Als günstige prognostische Faktoren bei muskelinvasiven Karzinomen sind papilläre Wachstumsformen, das Nicht-Vorhandensein einer urethralen Obstruktion, Tumorgrößen von weniger als 4 – 5 cm, kein multifokales Wachstum oder keine vaskulären Tumorthromben anzusehen [17, 36, 51, 52]. Quilty, Kerr und Duncan [38] konnten mit Hilfe von aus diesen Angaben errechneten prognostischen Indizes Patienten mit schlechter Prognose (etwa 6% 5-Jahres-Überlebensrate) von Patienten mit einer wesentlich besseren Prognose (5-Jahres-Überlebensrate von 70%) trennen.

Die Ergebnisse einer definitiven Strahlentherapie sind in Tabelle 2 zusammengefaßt. So liegen die 5-Jahres-Überlebensraten im Durchschnitt bei 29%. Ungünstiger sind die 5-Jahres-Überlebensraten für Harnblasenkarzinome der Kategorie T4 nach definitiver Strahlentherapie. Tabelle 3 zeigt, daß die entsprechenden Werte unter 10% liegen. Allerdings gibt es hier bezüglich der Prognose auch unterschiedliche Gruppen. Fossa et al. [18] konnten bei einer Untersuchung an 194 Patienten mit einem T4-Harnblasenkarzinom feststellen, daß Patienten mit einem guten Allgemeinzustand eine 5-Jahres-Überlebensrate von 20% aufwiesen.

Tabelle 2. 5-Jahresüberlebensraten nach perkutaner Bestrahlung bei T_3-Tumoren. (In Anlehnung an Shipley und Rose 1985)

Patientenzahl	5-Jahresüberlebensrate (%)	Autor
32	22	Miller et al. 1977
91	25	Bloom et al. 1982
109	20	Miller und Johnson 1973
218	28	Goffinet et al. 1975
40	33	Morrison et al. 1975
195	28	Greiner et al. 1977
352	34	Blandy et al. 1980
450	38	Goodman et al. 1981

Tabelle 3. Ergebnisse einer alleinigen Strahlentherapie bei Patienten mit einem Harnblasenkarzinom der Kategorie T4. (Aus Shipley und Rose 1985)

Zahl der Patienten	5-Jahresüberlebensrate (%)	Autor
128	13	Miller et al. 1973
65	8	Goffinet et al. 1975
30	10	Greiner et al. 1977
258	9	Blandy et al. 1980
110	7	Goodman et al. 1981
18	6	Rose et al. 1983

Patienten mit einem deutlich reduzierten Allgemeinzustand erreichten nur in Ausnahmefällen die 5-Jahresgrenze. Die Autoren stellen berechtigt die kritische Frage, inwieweit bei Patienten mit derart fortgeschrittenen Tumoren wirklich der natürliche Verlauf durch Strahlentherapie zu ändern ist. Es liegen in der Literatur leider keine ausreichenden Angaben vor, um diese Fragen hinreichend zu beantworten. Jedoch wird von mehreren Arbeitsgruppen darauf hingewiesen, daß es bei Patienten mit T4-Harnblasenkarzinomen offenbar eine relative kleine Subgruppe gibt, bei welcher die Strahlentherapie in vielleicht kurativer Zielsetzung verabreicht werden kann [4, 18, 39]. Hier stellt sich die wichtige Frage, ob nicht bei Patienten mit ungünstiger Tumorkategorie, aber entsprechend günstigen prognostischen Faktoren, das Konzept der simultanen Strahlen- und Chemotherapie zur Anwendung gebracht werden sollte. Insgesamt muß jedoch festgehalten werden, daß die überwiegende Mehrzahl von Patienten mit einer Tumorkategorie von T4 mit lediglich palliativer Indikationsstellung strahlentherapeutisch behandelt werden kann.

Der aus radio-onkologischer Sicht wichtigere Ansatz wäre die Bewertung einer definitiven Strahlentherapie nicht im Hinblick auf die Verbesserung der 5-Jahres-Überlebensrate allein, sondern einer lokalen Kontrolle. Dieser Gesichtspunkt ist deswegen von Bedeutung, weil bei diesen Patienten meist eine Multimorbidität vorliegt, so daß ein intercurrenter Tod ohne Beziehung zum Blasenkarzinom häufiger zu beobachten ist [54]. Darüber hinaus ist bei lokaler Kontrolle das Risiko eines erneuten Urothelkarzinoms mit anderer Lokalisation nicht gering, da Urothelkarzinome als Erkrankung des gesamten harnableitenden Sy-

Tabelle 4. Lokale Tumorkontrolle bei T_3- und T_4-Tumoren. (Aus Shipley und Rose 1985)

Patienten-zahl	Eingestrahlte Dosis in Gray	% lokaler Tumorkontrolle	Autor
38	40	38	Morrison et al. 1975
40	50	55	Morrison et al. 1975
31	> 60	48	Parsons et al. 1980
152	70	44	Miller und Johnson 1973
40	75[a]	92	van der Werf-Messing et al. 1983

[a] Kombination von perkutaner Bestrahlung mit 45 Gray und interstitieller Therapie mit 30 Gray

stems anzusehen sind. Tabelle 4 stellt die Ergebnisse einer lokalen Kontrolle zusammen. Analysiert man die Rezidivmuster nach definitiver Strahlentherapie, so steht die lokale Rezidivrate im Vordergrund. Eine Verbesserung hinsichtlich der lokalen Kontrolle könnte einmal durch die zusätzliche Bestrahlungsform der interstitiellen Therapie [64, 65] und zum anderen durch den Einsatz sensibilisierender Substanzen erzielt werden [18, 21, 26, 43, 50].

Radio-Chemotherapie

Unter dem Begriff der Radio-Chemotherapie soll hier eine Strahlentherapie mit gleichzeitiger Applikation von zytostatisch wirksamen Substanzen verstanden werden. Von besonderem Interesse sind Zytostatika, bei denen in experimentellen und klinischen Untersuchungen radiosensibilisierende Eigenschaften nachgewiesen werden konnten. Unter diese Definition fallen nicht die sogenannten „Radiosensitizer" im engeren Sinn. Dies sind Substanzen, die für sich allein verabreicht über keinerlei zytostatische Aktivität verfügen, jedoch in Verbindung mit ionisierenden Strahlen eine Potenzierung der Strahlenwirkung herbeiführen. Nach den ersten Erfahrungen mit dem Sensitizer Misonidazol, welcher aufgrund der hohen Nebenwirkungsrate nicht mehr klinisch eingesetzt wird, werden gegenwärtig vom Misonidazol abgeleitete Derivate in ersten klinischen Studien geprüft [41].

Grundsätzlich sind aber bei einer simultanen Strahlen- und Chemotherapie drei Gesichtspunkte hervorzuheben.

- Ausreichende Aktivität des jeweiligen Zytostatikums im Falle einer Monotherapie
- In vitro nachgewiesene radiosensibilisierende Eigenschaften
- Möglichst keine additive Toxizität

In Tabelle 5 sind diejenigen Zytostatika zusammengefaßt, welche zur Behandlung des Harnblasenkarzinoms als effektiv angesehen werden. Bei Kombination von mehreren Substanzen ist unter Berücksichtigung der erhöhten Toxizität und auch der relativen Dosisintensität [25] die erhöhte biologische Effektivität zu analysieren. Die Kombination von mehreren Zytostatika ergibt viele Möglichkeiten un-

Tabelle 5. Ansprechraten von Einzelsubstanzen vorbehandelter oder unvorbehandelter Patienten mit fortgeschrittenem Harnblasenkarzinom. (In Anlehnung an Richie et al. 1985)

Substanz	Patientenzahl	Ansprechraten CR+PR (%)	95% Konfidenzintervall
DDP	314	29	24–34
Methotrexat	236	29	23–35
5-FU	75	35	24–45
Vinblastin	38	16	4–27
Cyclophosphamid	98	31	21–40
Adriblastin	220	21	16–26

terschiedlicher Toxizitäten und Wirkungen. Allein die unterschiedlichen Applikationsformen und -Intervalle erschweren die Ermittlung optimaler Zytostatikakombinationen [11, 25, 32]. So konnte in einer Phase III-Studie der South-Eastern-Cancer-Study-Group kein Vorteil einer Kombination aus Cisplatin, Adriamycin und Cyclophosphamid gegenüber einer Cisplatin-Monotherapie bei Patienten mit metastasiertem Blasenkarzinom festgestellt werden [61].

Bezüglich einer radiosensibilisierenden Wirkung von Zytostatika gibt es für die drei Substanzen Cisplatin, 5-Fluorouracil und Adriamycin [5] umfangreiche experimentelle und auch klinische Daten, die eine strahlenverstärkende Wirkung belegen. Diese Substanzen zeigen als Monosubstanz die höchste Effektivität in Tabelle 5. Während für das 5-Fluorouracil in Verbindung mit einer Strahlentherapie eine 5tägige Dauerinfusion als derzeit optimale Applikationsform anzusehen ist [9], sind für das Cisplatin gegenwärtig noch eine Reihe von Fragen nicht endgültig bezüglich der Applikation geklärt. Hierzu gehört auch die Frage des optimalen Zeitpunktes der Cisplatin-Gabe in Beziehung zu den einzelnen Bestrahlungen und auch die Frage, ob Cisplatin als Bolus- oder Dauerinfusion zu geben ist. DeWit [12] stellt in einer Übersichtsarbeit die überadditive Wirkung von Cisplatin und Bestrahlung heraus und analysiert die bisher in der Literatur mitgeteilten Toxizitätsdaten. Er kommt zu dem wichtigen Schluß, daß zwischen ionisierender Strahlung und Cisplatin keine überlappenden Toxizitäten auftreten.

Zur Zeit befassen sich vier Arbeitsgruppen mit unterschiedlichen Formen einer Radio-Chemotherapie bei Patienten mit fortgeschrittenem Harnblasenkarzinom (Tabelle 6). Die Tabelle enthält Daten bezüglich der von diesen Arbeitsgruppen erarbeiteten Behandlungsmodalitäten. So geben zwei Arbeitsgruppen Cisplatin als Bolus und beginnen gleichzeitig mit der Bestrahlung [26–29, 50, 53]. Die erste Gruppe aus Innsbruck verwendet Cisplatin und appliziert die Bestrahlung in zwei Serien. Die in den Tumor eingestrahlte Gesamtdosis liegt bei 60 Gy [26–29]. Die Toxizität der Behandlung (gastrointestinale Nebenwirkungen, Nephrotoxizität, kardiovaskuläre Probleme) zwang bei 16% der Patienten zum Abbruch der Behandlung. Die Ansprechrate in Form einer kompletten Remission lag jedoch bei 75% (insgesamt wurden 22 Patienten behandelt). Nur 18% der Patienten mit primär kompletter Remission entwickelten innerhalb von 17 Monaten ein lokoregionäres Rezidiv. Die zweite Arbeitsgruppe um Shipley geht ähnlich vor, indem Cisplatin in Intervallen appliziert wird und die Bestrahlung großfeldrig erfolgt, bis eine Gesamtdosis von 45 Gy erreicht ist. Danach wird die

Tabelle 6. Zusammenstellung der verschiedenen Behandlungsmodalitäten einer Radio-Chemotherapie

Zahl der Patienten	Durchführung der Radiatio	Durchführung der Chemotherapie	Autoren
22	1 × tägl.	DDP 70 mg/m² Bolus	Jakse et al. 1985
70	1 × tägl.	DDP 70 mg/m² Bolus	Shipley et al. 1987
27	1 × tägl.	5-FU 12 mg/kg 1 × wöchentlich	Fosso et al. 1985
18	1 × tägl.	5-FU 25 mg/kg/24 h über 120 h	Rotman et al. 1987
11	2 × tägl.	Adriamycin 10 mg/m² + DDP 70 mg/m²	Jakse et al. 1987

Blase kleinfeldrig aufgesättigt, bis Gesamtdosen von 60 Gray erreicht sind [50–53]. Die Ergebnisse lagen bezüglich der kompletten Remission bei 77% (78% für cT2 Tumoren, 84% für cT3 Tumoren und 50% für cT4 Tumoren). Insgesamt wurden 70 Patienten behandelt. 9% der Patienten erlitten in einem nicht genau definierten Zeitraum lokoregionäre Rezidive [50–53].

Eine Bestrahlung mit 5-Fluorouracil als Dauerinfusion über 5 Tage wird von Rotman et al. beschrieben [43]. Während der 5-Fluorouracil-Infusion wird zunächst das gesamte Becken großfeldrig bestrahlt, bis eine Gesamtdosis von 40 bis 45 Gy erreicht ist. Danach erfolgt die kleinfeldrige Aufsättigung mit 20 bis 25 Gy. Die Gabe von 5-Fluorouracil erfolgt dreimal in 3-wöchigen Abständen. Die Autoren berichten eine komplette Remissionsrate von 61% bei 19 Patienten. Die kompletten Remissionen blieben über eine Beobachtungszeit von 7 bis 50 Monaten rückfallfrei. Behandlungsbedingte Therapieabbrüche wurden von der genannten Arbeitsgruppe nicht mitgeteilt.

Ein Einfluß der kombinierten Radio-Chemotherapie auf die Überlebensraten ist noch nicht sicher zu beurteilen. Fossa [18] sieht einen Trend zur Verbesserung der Überlebensraten bei Bestrahlung und gleichzeitiger Gabe von 5-Fluorouracil für Patienten mit T4-Tumoren. Bei Patienten mit T3-Tumoren zeigen erste Ergebnisse [29] 5-Jahres-Überlebensraten von 52%. Über neueste Modalitäten mit zweimal täglicher Bestrahlung sowie der Kombination von Cisplatin und Adriamycin berichten Jaske et al. [27, 28]. Dieses Vorgehen bei einer noch kleinen Zahl von Patienten (N = 11) ergab eine hohe Ansprechrate im Sinne einer kompletten Remission für 8 von 11 Patienten, nur ein Rezidiv wurde in einem Beobachtungszeitraum zwischen 12 und 19 Monaten gesehen. Ein Abbruch der Chemotherapie erfolgte nur bei einem Patienten nach dem ersten Zyklus. Insgesamt zeigen diese Studien ermutigende Ergebnisse, nicht nur im Hinblick auf die Ansprechraten, sondern auch auf die behandlungsabhängige Verträglichkeit. Die genaue Wertigkeit dieser konservativen Modalität muß gegenüber der primären Operation in weiteren Untersuchungen geprüft werden [26, 28]. Jakse et al. diskutieren eine eventuelle Operation nach kompletter Tumorrückbildung bei mehrfach täglicher Bestrahlung und zytostatischer Therapie [28].

Zukünftige Aspekte der Strahlentherapie

Es ist an dieser Stelle möglich, Empfehlungen aus radioonkologischer Sicht für die Behandlungsplanung von Patienten mit fortgeschrittenen Harnblasenkarzinomen zu diskutieren. Solchen Diskussionen sind einmal die prognostischen Faktoren zugrundezulegen [38, 41, 42], aber auch die neueren Ergebnisse einer kombinierten Therapie [28, 50]. Schließlich sind auch die neueren Ergebnisse der interstitiellen Therapie von Interesse (vgl. Tabelle 4). Die prognostisch ungünstige Gruppe mit ureteraler Obstruktion kann unter Umständen durch die Vorbestrahlung in einen operablen Zustand gebracht werden. Die Ergebnisse der Arbeitsgruppe aus Rotterdam zeigen, daß solche Patienten trotz fortgeschrittenen Tumorleidens zur Hälfte die 5-Jahresgrenze überleben können [63]. Sowohl für die postoperative als auch die definitive Bestrahlung sind prognostische Faktoren von Bedeutung. So gibt es sicher Patienten, bei denen eine Operation möglich ist und die dann nach postoperativer Strahlentherapie mit geringerer Wahrscheinlichkeit eines Rückfalls leben können [41, 51]. Hierzu gehören beispielsweise T3-Tumoren ohne ureterale Obstruktion. Bei Patienten mit schlechteren prognostischen Faktoren ist die organerhaltende, definitive Strahlentherapie indiziert. Die alleinige definitive Strahlentherapie bei günstiger Prognose sollte jedoch zugunsten einer kombinierten Behandlung möglichst nicht eingesetzt werden. Dasselbe gilt für Patienten, die nicht operationswillig oder operationsfähig sind. Die bisherigen Ergebnisse der Bestrahlung mit gleichzeitiger Gabe von Cisplatin oder 5-Fluorouracil haben gezeigt, daß Patienten mit fortgeschrittenen Blasenkarzinomen in einem hohen Prozentsatz bis zu 75% in eine komplette Remission zu bringen sind, welche über Jahre anhält [27, 43, 53], bei organerhaltendem Vorgehen.

Zusätzliche Vorteile sind von der hyperfraktionierten Bestrahlung im Rahmen der kombinierten Therapie [28] und von der interstitiellen Bestrahlung zu erwarten, welche in einem ungeahnt hohen Prozentsatz (Tabelle 4) die lokale Tumorkontrolle selbst bei großen Blasentumoren ermöglicht [64, 65]. Die in den unterschiedlichen Pilotstudien mitgeteilten Ergebnisse rechtfertigen jetzt die Diskussion um randomisierte Behandlungsprotokolle, welche sich aus radiologischer Sicht zum gegenwärtigen Zeitpunkt vorwiegend mit der Frage befassen sollten, ob es günstiger ist Cisplatin oder Fluorouracil während der Bestrahlung zu geben. Dabei sollte auch die Frage der besseren Effektivität einer mehrfach täglichen Bestrahlung und der zusätzlichen interstitiellen Therapie zu klären sein.

Addendum: Neueste Veröffentlichungen beziehen die Strahlentherapie in multimodale Behandlungskonzepte ein, die ähnlich wie bei anderen soliden Tumoren das organerhaltende Vorgehen in den Vordergrund stellen [33a, 34a, 44a, 46a]. Sauer [46a] beschreibt 92% komplette Remissionen nach Gabe von Cisplatin mit simultaner Radiatio. Eine Rate kompletter Remissionen von 71% beobachtet Russel [44a] nach Radiochemotherapie mit 5-Fluorouracil, so daß eine Cystektomie bei diesen Patienten verzichtbar war.

Marks [34a] berichtet über die Notwendigkeit einer Cystektomie für nur 50% der zuvor mit einem Behandlungsschema von Methotrexat, Cisplatin und Vincristin mit darauffolgender simultaner Radiochemotherapie mit Cisplatin behandelten Patienten.

Literatur

1. Ammon J, Frik W, Karstens JH, Rübben H, Schoffers J (1979) Ganzkörper-Computertomographie bei Erkrankungen des urogenitalen Systems. Urologe [A] 18:1−7
2. Ammon J, Karstens JH, Rathert P (1981) Urologische Onkologie, Radiologische Diagnostik und Strahlentherapie, 2. Auflage. Springer, Berlin Heidelberg New York
3. Ang KK, van der Schueren E (1982) The tolerance to multiple daily fractionated radiotherapy for the treatment of prostatic and bladder carcinoma: a feasibility study. Int J Radiat Biol 8:1665−1670
4. Batata MA, Chu FCH, Hilaris BS, et al. (1981) Factors of prognostic and therapeutic significance in patients with bladder cancer. Int J Radiat Oncol Biol Phys 7:575
5. Belli JA, Piro AJ (1977) The interaction between radiation and adriamycin damage in mammalian cells. Cancer Res 37:1624−1628
6. Blandy JP, England HR, Evans SJW, Hope-Stone HF, Mair GMM, Mantell BS, Oliver RTD, Paris AMI, Risdon RA (1980) T3 Bladder cancer − the case for salvage cystectomy. Br J Urol 52:506−510
7. Bloom HJG, Hendry WF, Wallace DM, Skeet RG (1982) Treatment of T3 bladder cancer: controlled trial of pre-operative radiotherapy and radical cystectomy versus radical radiotherapy. Br J Urol 54:136−151
8. Bukowski RM, Montie JE, Pontes EJ (1987) Neoadjuvant chemotherapy of locally advanced transitional cell carcinoma of the bladder − results of a phase II trial and follow-up. (Abstr.) Proc Am Soc Clin Oncol 6:108
9. Byfield JE et al. (1982) Pharmacologic requirements for obtaining sensitization of human tumor cell in vitro to combined 5-fluorouracil or ftorafur and x-rays. Int J Radiat Oncol Biol Phys 8:1923−1933
10. Caspers RJL, Hop WCJ (1983) Irradiation of true pelvis for bladder and prostatic carcinoma in supine, prone or Trendelenburg position. Int J Radiat Oncol Biol Phys 9:589−593
11. Dembo AJ (1987) Time-dose factors in chemotherapy: Expanding the concept of dose-intensity. J Clin Oncol 5:694−696
12. Dewit L (1987) Combined treatment of radiation and cisdiamminedichloroplatinum (II): a review of experimental and clinical data. Int J Radiat Oncol Biol Phys 13:403−426
13. Duncan W, Quilty PM (1986) The results of a series of 963 patients with transitional cell carcinoma of the urinary bladder primarily treated by radical megavoltage x-ray therapy. Radiother Oncol 7:299−310
14. Duncan W, Williams JR, Kerr GR, Arnott SJ, Quilty PM, Rodger A, MacDougall RH, Jack WJL (1986) An analysis of the radiation related morbidity observed in a randomized trial of neutron therapy for bladder cancer. Int J Radiat Oncol Biol Phys 12:2085−2092
15. Elkind MM, Sutton-Gilbert H, Moses WB, Kamper C (1967) Sublethal and lethal radiation damage. Nature 214:1088−1092
16. Ernst H, Besserer A (1987) Tumoren der Harnblase. In: E. Scherer (Hrsg.) Strahlentherapie, Radiologische Onkologie, 3. Auflage. Springer, Berlin Heidelberg New York London Paris Tokyo
17. Enig B, Winther E, Hessov I (1986) Nutritional status of patients with cancer of the bladder before and during radiation therapy. Influence on survival? Radiother Oncol 5:277−285
18. Fossa SD (1985) Irradiation of advanced bladder cancer (T4). In: Pavone-Macaluso M, Smith PH, Bagshaw MA, Testicular cancer and other tumors of the genitourinary tract. Plenum Press, New York London
19. Fossa SD et al. (1987) Pre-cystectomy chemotherapy in patients with muscle infiltrating bladder carcinoma. Scand J Urol Nephrol 21:39−42
20. Füller J, Fritzsche V, Kob D, Arndt J, Kriester A (1986) Histologische Veränderungen der normalen Harnblasenwand nach verschieden fraktionierter Bestrahlung − eine tierexperimentelle Studie. Strahlenther Onkol 162:519−524
21. Fritsch E, Jakse G, Frommhold H (1985) Kombinierte Radio-/Chemotherapie des invasiven Harnblasenkarzinoms. Fortschr Roentgenstr 142:654−658
22. Gowin W (1983) Die Bedeutung des Wirbelsäulenvenensystems bei der Metastasenbildung. Strahlenther Onkol 159:682−689
23. Gunderson RL (1987) Adjuvant irradiation of rectal cancer. Int J Radiat Oncol Biol Phys 13:141−142

24. Herr HW (1985) Preoperative irradiation with and without chemotherapy as adjunct to radical cystectomy. Urology 25:127–134
25. Hryniuk WM (1987) Average relative dose intensity and the impact on design of clinical trials. Semin Oncol 14:65–74
26. Jakse G, Frommhold H, Zur Nedden D (1985) Combined radiation and chemotherapy for locally advanced transitional cell carcinoma of the urinary bladder. Cancer 55:1659–1664
27. Jakse G, Rauschmeier H, Fritsch E, Frommhold H, Marberger H (1986) Die integrierte Radiotherapie und Chemotherapie des lokal fortgeschrittenen Harnblasenkarzinoms. Aktuel Urol 17:68–73
28. Jakse G, Fritsch E, Frommhold H (1987) Hyperfractionated, accelerated radiotherapy and concurrent chemotherapy in locally advanced bladder cancer. Eur Urol 13:22–25
29. Jakse G, Fritsch E, Frommhold H (1987) Combined cisplatinum and radiation therapy in locally advanced bladder cancer: an up-date. (Abstr.) J Urol 137:268 A
30. Klein FA, Whitmore WF, Wolf RM, Herr HW, Sogani PC, Staiano-Coico L, Melamed MR (1983) Presumptive downstaging from preoperative irradiation for bladder cancer as determined by flow cytometry: preliminary report. Int J Radiat Oncol Biol Phys 9:487–491
31. Kob D, Arndt J, Kriester A, Schwenk M, Kloetzer KH (1985) Ergebnisse der perkutanen Strahlentherapie bei Harnblasenkarzinomen mit Einserien- und Zweiserienbestrahlung. Strahlenther Onkol 161:673–677
32. Kyriazis AP, Yagoda A, Kereiakes JG, Kyriazis AA, Whitmore WF (1983) Experimental studies on the radiation-modifying effect of cis-diamminedichloroplatinum II (DDP) in human bladder transitional cell carcinoma grown in nude mice. Cancer 52:452–457
33. Lindell O (1987) Salvage Cystectomy. Eur Urol 13:17–21
33a. Macchia RJ (1988) Editorial comment. Urology Suppl 21:3–4
34. Mahadevia PS, Koss LG, Tar IJ (1986) Prostatic Involvement in bladder cancer. Prostate Mapping in 20 cystoprostatectomy specimens. Cancer 58:2096–2102
34a. Marks LB, Prout GR, Kaufman SD, Griffin PP et al. (1987) Invasive bladder cancer: MCV (methotrexate, cisplatin, vinblastine) followed by cisplatin plus pelvic irradiation and possible cystectomy: patient tolerance and local tumor response (Abstr.) Proc Am Soc Clin Oncol 7:101
35. Miller AB et al. (1981) Reporting results of cancer treatment. Cancer 47:207–214
36. Mohiuddin M, Kramer S, Newall J, Parsons J, Wiley A, Strong G, Mulholland SG (1985) Combined preoperative and postoperative radiation for bladder cancer. Cancer 55:963–966
37. Peters LJ, Ang KK (1986) Unconventional fractionation schemes in radiotherapy. In: DeVita VT, Hellman S, Rosenberg SA (eds) Important advances in oncology. J. B. Lippincott Company, Philadelphia London Mexiko City New York St. Louis Sao Paulo Sydney
38. Quilty PM, Kerr GR, Duncan W (1987) Prognostic indices for bladder cancer: An analysis of patients with transitional cell carcinoma of the bladder primarily treated by radical megavoltage X-ray therapy. Radiother Oncol 7:311–321
39. Quilty PM, Duncan W (1986) Primary radical radiotherapy for T3 transitional cell cancer of the bladder: an analysis of survival and control. Int J Radiat Oncol Biol Phys 12:853–860
40. Quilty PM, Duncan W (1986) Radiotherapy for squamous carcinoma of the urinary bladder. Int J Radiat Oncol Biol 12:861–865
41. Richie JP, Shipley WU, Yagoda A (1985) Cancer of the bladder. In: DeVita VT, Hellman S, Rosenberg SA (eds) Cancer Principles & Practice of Oncology, 2nd Edition, J. B. Lippincott Company, Philadelphia London Mexico City New York St. Louis Sao Paulo Sydney
42. Rotman M, Aziz H (1987) Bladder carcinoma. In: Perez CA, Brady LW (eds) Principles and Practice of Radiation Oncology, J. B. Lippincott Company, Philadelphia London Mexico City New York St. Louis Sao Paulo Sydney
43. Rotman M, Macchia R, Silverstein M, Aziz H, Choi K, Rosenthal J, Braverman A, Laungani GB (1987) Treatment of advanced bladder carcinoma with irradiation and concomitant 5-fluorouracil infusion. Cancer 59:710–714
44. Russell AH, Markette K, Tong DY (1984) Intracavitary irradiation for carcinoma of the urinary bladder: rationale, technique, and preliminary results. Int J Radiat Oncol Biol Phys 10:215–219
44a. Russell KJ, Boileau MA, Ireton RC et al. (1988) Transitional cell carcinoma of the urinary bladder: histologic clearance with combined 5-FU chemotherapy and radiation therapy. Radiology 167:845–848

45. Rübben H (1985) Nachsorgerichtlinien beim Harnblasenkarzinom. Urologe [B] 25:275–280
46. Rübben H, Lutzeyer W, Mittermayer Ch, Ammon J (1986) Urotheliale Harnblasentumoren. Dtsch Ärztebl 63:552–556
46a. Sauer R, Schrott KM, Dunst J, Thiel HJ, Sigel A (1987) Improved response rate of T3/T4-carcinomas of the urinary bladder treated by radiotherapy under cisplatin sensibilisation (Abstr.) Int J Radiat Oncol Biol Phys 13, Suppl 1:101
47. Scanlon PW, Scott M, Segura JW (1983) A comparison of short-course, low-dose and long-course, high-dose preoperative radiation for carcinoma of the bladder. Cancer 52:1153–1159
48. Scher H, Reuter V, Sternberg C, Herr H, Whitmore W, Morse M, Sogani P, Fair W, Yagoda A (1987) Pathologic response to M-VAC (methotrexate, vinblastine, adriamycin and cisplatin) in urothelial tract tumors. (Abstr.) Proc Am Soc Clin Oncol 6:105
49. Scherer E (1980) Tumoren der Harnblase. In: E. Scherer (Hrsg) Strahlentherapie, Radiologische Onkologie, 2. Auflage. Springer, Berlin Heidelberg New York London Paris Tokyo
50. Shipley WU, Coombs LJ, Einstein AB, Soloway MS, Wajsman Z, Prout GR (1984) National bladder cancer collaborative group. Cisplatin and full dose irradiation for patients with invasive bladder carcinoma: a preliminary report of tolerance and local response. J Urol 132:899–903
51. Shipley WU, Rose MA, Perrone TL, Mannix CM, Heney NM, Prout GR (1985) Full-dose irradiation for patients with ivasive bladder carcinoma: clinical and histological prognostic factors of improved survival. J Urol 134:679–683
52. Shipley WU, Rose MA (1985) Bladder cancer. The selection of patients for treatment by full-dose irradiation. Cancer 55:2278–2284
53. Shipley WU, Einstein AB, Prout GR, Brannen GE, Flanagan MJ, Koontz WE, Pearse H, Barton BA, Englander L, Weinstein R (1987) Cisplatin and full-dose irradiation for patients with invasive bladder carcinoma: the national bladder cancer group experience. (Abstr.) J Urol 137:155 A
54. Smith JA, Batata M, Grabstald H, Sogani PC, Herr H, Whitmore WF, jr (1982) Preoperative irradiation and cystectomy for bladder cancer. Cancer 49:869–873
55. Sternberg, CN, Yagoda, A, Scher HI et al. (1988) M-VACV (methotrexate, vinblastine, doxorubicin and cisplatin) for advanced transitional cell carcinoma of the urothelium. J Urol 139:461–469
56. Sternberg CN, Yagoda A, Scher HI, Herr HW, Morse MJ, Sogani PC, Watson RC, Hollander PS, Whitmore WF (1987) Long-term survival in advanced urothelial cancer with M-VAC: the first two years of accrual. (Abstr.) J Urol 137:157 A
57. Studer UE, von Essen CF, Enderli JB, Bodendörfer G, Zingg EJ (1985) Preliminary results of a phase I/II study with pi-meson (pion) treatment for bladder cancer. Cancer 56:1943–1952
58. Tepper JE, Wood WC, Cohen AM, Shipley WU, Orlow E, Hedberg SE, Warshaw AL, Nardi GL, Biggs PJ (1985) Intraoperative radiation therapy 12. In: DeVita VT, Hellman S, Rosenberg SA (eds) Important Advances in Oncology. J. B. Lippincott Company, Philadelphia London Mexico City New York St. Louis Sao Paulo Sydney
59. Timmer PR, Hartlief HA, Hooijkaas JAP (1985) Bladder cancer: pattern of recurrence in 142 patients. Int J Radiat Oncol Biol Phys 11:899–905
60. Toohill RJ et al. (1987) The effects of delay in standard treatment due to induction chemotherapy in two randomized prospective studies. Laryngoscope 97:407–412
61. Troner M, Birch R, Omura GA, Williams S (1987) Phase III comparison of cisplatin alone versus cisplatin, doxorubicin and cyclophosphamide in the treatment of bladder (urothelial) cancer: a southeastern cancer study group trial. J Urol 137:660–662
62. UICC (1987) TNM Classification of malignant tumours. Eds: Hermanek P, Sobin LH, 4th Edition. Springer, Berlin Heidelberg New York London Paris Tokyo
63. van der Werf-Messing B, Friedell GH, Raigopal SM, et al. (1982) Carcinoma of the urinal bladder T3NxM0 treated by preoperative irradiation followed by cystectomy. Int J Radiat Oncol Biol Phys 8:1849
64. van der Werf-Messing B, Menon RS, Hop WCJ (1983) Carcinoma of the urinary bladder category T3NxM0 treated by the combination of radium implant and external irradiation: second report. Int J Radiat Oncol Biol Phys 9:177–180

65. van der Werf-Messing B, Menon RS, Hop WCJ (1983) Cancer of the urinary bladder category T2, T3 (NxM0) treated by interstitial radium implant: second report. Int J Radiat Oncol Biol Phys 9:481–485
66. Yu WS, Sagerman RH, Chung ChT, Dalal PS, King GA (1985) Bladder carcinoma. Experience with radical and preoperative radiotherapy in 421 patients. Cancer 56:1293–1299

Systemische Chemotherapie beim metastasierten Harnblasenkarzinom

F. M. J. Debruyne[1], A. D. H. Geboers[1] und P. H. M. deMulder[2]

Das metastasierte Harnblasenkarzinom stellt eine Herausforderung für den onkologisch tätigen Urologen dar. Fortschritte im Wissen um eine Verbesserung der Effektivität wurden in den letzten Jahren erzielt. So kann mit einer Responserate von mehr als 40% und mit einer Verlängerung der Dauer der Response gerechnet werden. Es bleibt jedoch immer noch unklar, welcher Patient auf diese Form der Therapie optimal reagiert, welcher nicht. Daneben muß prinzipiell mit schweren Nebenwirkungen der Zytostatika-Therapie, insbesondere deren Kombinationen, gerechnet werden.

Das metastasierende Karzinom bedarf der systemischen Therapie. Vom theoretischem Ansatz her werden heute 2 Möglichkeiten diskutiert: Die Zytostatika-Therapie und die Immun-Therapie. Die Immun-Theraphie hat sich bisher nicht durchsetzen können, da mit ihr keine akzeptable und reproduzierbare Responserate erzielt werden konnte [3]. Daneben zeigt diese Therapie viele Nebenwirkungen und eine ernsthafte Toxizität. Prospektiv muß festgestellt werden, daß die Immun-Therapie für die nächste Zukunft in der Behandlung des metastasierten Harnblasenkarzinoms noch kein akzeptables Therapiekonzept darstellt. Daraus ergibt sich die Konsequenz, daß zunächst versucht werden muß, die Effektivität der Zytostatika-Therapie zu verbessern.

Im folgenden wird eine Übersicht gegeben über den aktuellen Stand der systemischen Chemotherapie beim metastasierenden Harnblasenkarzinom. Die Ergebnisse der heute angewandten zytostatischen Therapiekonzepte werden analysiert, ein prospektiver Blick in die mögliche Entwicklung der Zukunft gegeben. Ermutigt durch die bisherigen klinischen Erfahrungen mit der systemischen Zytostase bei metastasierendem Harnblasenkarzinom findet zunehmend die adjuvante und/oder neoadjuvante Chemotherapie Anwendung bei fortgeschrittenem, nicht primär operablem, lokoregionalem Harnblasenkarzinom. Über die sich beim lokal begrenzten Tumor ergebenden Möglichkeiten wird im Kapitel über lokale Therapiekonzepte beim Harnblasenkarzinom berichtet. Finden intravenöse, systemische Behandlungskonzepte Anwendung, sollten die Zytostatika Berücksichtigung finden, die ihre Wirksamkeit beim metastasierenden Harnblasenkarzinom unter Beweis gestellt haben.

---

[1] Abteilung für Urologie, Univ. Klinikum Nijmegen, Sint Radboudziekenhuis, 6500 HB-Nijmegen, Niederlande.
[2] Abteilung für Onkologie, Univ. Klinikum Nijmegen, Sint Radboudziekenhuis, 6500 HB-Nijmegen, Niederlande.

Therapie des Harnblasenkarzinoms
(K.-H. Bichler, St. H. Flüchter u. W. L. Strohmaier, Hrsg.)
© Springer-Verlag Berlin Heidelberg 1988

Zytostatika-Monotherapie des metastasierten Harnblasenkarzinoms

Zu Beginn der systemischen Zytostatika-Ära, vor der Anwendung des Cisplatin, wurden nur wenige Zytostatika beim metastasierten Harnblasenkarzinom bezüglich ihrer Effektivität untersucht (Tabelle 1). Die angewandten Substanzen zeigten einen eingeschränkten therapeutischen Wert. Nur das Methotrexat ließ von den angewandten Substanzen eine Effektivität in mehr als 30% der Fälle erkennen. Was die Veröffentlichungen der Effektivität der Zytostatika vor der Cisplatin-Ära betrifft, so bleibt festzustellen, daß die diskutierten Daten kaum kontrolliert waren, es sich bei den beschriebenen Fällen möglicherweise um ein selektioniertes Krankengut handelte. Trotzdem waren die angegebenen Erfolgsquoten gering. Es wurden kaum komplette Remissionen gesehen. Weiterhin, und dies erscheint noch wichtiger, war die Remissionsdauer kurz, sie lag im Mittel zwischen 3 bis 6 Monaten. Berücksichtigt man die Nebenwirkungen dieser Substanzen, so bleibt festzustellen, daß sie kaum Vorteile bringen. Diese unbefriedigenden Ergebnisse ließen den Eindruck entstehen, Harnblasenkarzinome sind wenig zytostatikasensibel. Folglich wurden auch nur wenige Studien mit geringer Patientenzahl mit dieser Form der Mono-Therapie durchgeführt. Folgerichtig versuchte man in den kommenden Jahren Therapiekonzepte mit Kombinationen dieser Zytostatikasubstanzen mit dem Ziel der Ergebnisverbesserung.

Die Verfügbarkeit und Anwendung des Cisplatins brachte den Durchbruch und die Anerkennung der Zytostase als die Therapie der Wahl in der Behandlung des metastasierten Hodenkarzinoms. Nach den Therapieerfolgen bei diesem Karzinom fand Cisplatin auch bei vielen anderen Tumoren Anwendung, so auch beim metastasierten Harnblasenkarzinom. Als Monotherapie appliziert, wurde deutlich, daß Cisplatin effektiver war als jedes der bisher angewandten Zytostatika. Tabelle 2 zeigt eine Übersicht früher Studien mit Cisplatin. Die ersten Studien wurden von Yagoda [29] publiziert. Eine Erfolgsquote von 33% mit einem deutlichen Anstieg der kompletten Remission ebenso wie einem Anstieg der Responsedauer auf mehr als 9 Monate wurde angegeben. Meist wurde Cisplatin in einer Dosis von 70 bis 100 mg/m^2 intravenös alle 3 Wochen verabreicht. Bei normaler Nierenfunktion vertrugen die Patienten diese Dosierung, abgesehen von den obligatorischen gastrointestinalen Nebenwirkungen, relativ gut.

Als Therapieleitsatz kann gelten, daß ein Harnblasenkarzinom gegen Cisplatin resistent ist, wenn nach zwei Zyklen keine Effektivität nachweisbar ist. Die Cisplatin-Chemotherapie ist bei nicht ansprechenden Patienten zu stoppen. Toxische Therapiefolgeerscheinungen können so vermieden werden.

Ausgehend von den Erfahrungen mit Cisplatin wurde die Monotherapie ziemlich schnell durch Polychemotherapie-Kombinationen mit Cisplatin ersetzt, um eine Steigerung der Effektivität zu erreichen.

Faßt man die Ergebnisse mit der Monotherapie bei metastasiertem Harnblasenkarzinom zusammen, kann man die angewandten Substanzen in 3 Gruppen unterteilen: Keine oder nur geringe Effektivität (zwischen 0 und 15%), mäßige Effektivität (15 bis 30%), befriedigende, akzeptable Effektivität (mehr als 30%). In Tabelle 3 sind die verschiedensten Zytostatika benannt. Es wird deutlich, daß Methotrexat und Cisplatin die geeignetsten Substanzen sind, entscheidet man sich für die Monotherapie des Harnblasenkarzinoms.

Tabelle 1. Zytostatische Monotherapie beim metastasierten Harnblasenkarzinom

Autoren	Zytostatikum	Anzahl Patienten	Response Anzahl	%
Pavone Macaluso et al. (1976)	ADM	18	3	16
de Kernion (1977)	ADM	235	54	23
Yagoda (1977)	ADM	37	6	16
Turner et al. (1977)	MTX	71	23	32
Natala et al. (1981)	MTX	40	11	28
Blumenreich et al. (1982)	VBL	28	5	18

ADM = Adriamycin, MTX = Methotrexate, VBL = Vinblastine

Tabelle 2. Monotherapie mit Cisplatin beim metastasierten Harnblasenkarzinom

Autoren	Anzahl Patienten	Response Anzahl	%
Yagoda (1977 a)	33	11	33
Merrin (1978)	51	19	37
Rossof et al. (1981)	9	3	33
Soloway et al. (1981)	27	9	33

Tabelle 3. Antitumorale Aktivität beim metastasierten Übergangszellkarzinom (Monotherapie)

Effektivität	Responserate	Medikament
Befriedigend	$\geqq 30\%$	Cisplatin Methotrexat Galliumnitrat
Mäßig	$15-30\%$	Adriamycin Vinblastin 5-Fluoro-uracyl
Gering	$< 15\%$	Vincristin Mitomycin AMSA VM-26

Zytostatika-Kombinationstherapie des metastasierten Harnblasenkarzinoms

Polychemotherapie ohne Cisplatin

Bevor Cisplatin als Zytostatikum zur Verfügung stand, wurden Behandlungen mit verschiedenen Zytostatika-Kombinationen in unterschiedlicher Dosierung beim metastasierten Harnblasenkarzinom eingeleitet. Die ersten Kombinationen basierten auf Adriamycin. Tabelle 4 gibt einen Überblick der erzielten Ergebnisse. Es wurde ersichtlich, daß die auf Adriamycin basierende Kombinationstherapie der Adriamycin-Monotherapie nicht überlegen war. Die Toxizität der Kombinationstherapie war größer. In den zitierten Studien wurde über die Therapiefolgen wenig berichtet. Hier dürfte auch der Grund zu suchen sein, warum keine kontrollierten, randomisierten Studien vorliegen, die die Adriamycin-Kombinationstherapie (ohne Cisplatin) mit der Adriamycin-Monotherapie vergleichen.

Polychemotherapie mit Cisplatin

Nach der nachweislichen Effiktivitätssteigerung durch Cisplatin als Monotherapie fand dieses Zytostatikum folgerichtig rasch auch Anwendung in Polychemotherapie-Konzepten des Harnblasenkarzinoms. Auffällig ist, daß in den auf Cisplatin basierenden Kombinationen auch zunächst immer Adriamycin zur Anwendung kam. Tabelle 5 gibt einen Überblick über die wichtigsten Studien. Kombinationen von Cisplatin mit Cyclophosphamid, 5 Fluoro-Uracil oder anderen Substanzen schienen nicht wesentlich zu einer Verbesserung der Erfolgsquote und der Remissionsdauer beizutragen. Erneut wurde deutlich, daß ein Karzinom, das nach 2 Zyklen Cisplatin-Kombinationstherapie keine Regression zeigte, auch

Tabelle 4. Kombinationstherapie mit Adriamycin beim metastasierten Harnblasenkarzinom

Autoren	Zytostatikum-Kombination	Anzahl Patienten	Response	
			Anzahl	%
Cross et al. (1976)	ADM + 5-FU	20	7	35
Rodriguez et al. (1977)	ADM + VM-26	27	5	19
Yagoda (1977 b)	ADM + CTX	18	3	17

ADM = Adriamycin, 5-FU = 5-Fluoro-uracil, VM-26 = Teniposide, CTX = Cyclophosphamide

Tabelle 5. Kombinationstherapie mit Cisplatin beim metastasierten Harnblasenkarzinom

Autoren	Zytostatikum-Kombination	Anzahl Patienten	Response	
			Anzahl	%
Samuels et al. (1979)	DDP + CTX + ADM	41	17	42
Williams et al. (1979)	DDP + 5-FU + ADM	39	18	46
Yagoda (1979)	DDP + ADM	28	14	50
	DDP + CTX	32	15	47
	DDP + CTX + ADM	16	9	42
Mulder et al. (1982)	DDP + CTX + ADM	42	17	40
Stoter et al. (1984)	DDP + VM-26	41	21	51

DDP = Cisplatinum, ADM = Adriamycin, CTX = Cyclophosphamide, 5-FU = 5-Fluoro-uracil, VM-26 = Teniposide

auf die weitere identische Behandlung nicht ansprach. Durch konsequenten Abbruch dieser Therapie ließ sich verhindern, daß es zu einer weiteren systemisch-toxischen Schädigung des Karzinompatienten kam.

1982 bis 1983 wurde an dem Univ.-Klinikum Nijmegen eine Phase-II-Studie nach dem PAF-Schema durchgeführt. Zur Anwendung kamen Cisplatin (P), Adriamycin (A) und 5 Fluoro-Uracil (F). 28 Patienten mit metastasiertem Harnblasenkarzinom wurden behandelt. Die Erfolgsquote betrug 33%, eingeschlossen 4 Patienten mit einer kompletten Remission. Die Ergebnisse sind vergleichbar mit anderen Studien. Jedoch die Toxizität der PAF-Therapie war schwerwiegend. Insbesondere wurde eine deutliche hämatologische Toxizität festgestellt. Eine Leukozytopenie wurde bei fast allen Patienten beobachtet. Bei 4 Patienten kam es zu einer Sepsis, 1 Patient mit kompletter Remission verstarb. Diese hohe Toxizität wurde auch von anderen Autoren, die unterschiedliche Kombinationen mit Cisplatin durchführten, dokumentiert.

Bis heute ließ sich letztlich nicht beweisen, ob die Polychemotherapie mit Cisplatin (Kombination von Cisplatin mit anderen Zytostatika) tatsächlich wirksamer ist als die Cisplatin-Monotherapie. Immerhin wurden in Phase-II-Studien fast gleichgute Ergebnisse mit Cisplatin-Monotherapie erreicht. Allerdings wurden bisher nur wenige, randomisierte Vergleichsstudien diesbezüglich durchgeführt. Khandekar et al. [8] sahen in ihren Untersuchungen tendenziell eine Überlegenheit der Cisplatin-Kombinationstherapie gegenüber der Monotherapie. Troner et al. [26] anderseits beobachteten keinen signifikanten Unterschied bezüglich der Responserate, Responsedauer oder Überlebensrate zwischen Cisplatin-Monotherapie und der Polychemotherapie mit Cisplatin, Adriamycin und Cyclophosphamid. Die in den Studien dokumentierte Toxizität dieser Kombinationsbehandlung war hoch. Hierin lag wahrscheinlich auch der Grund, warum man so lange zögerte, bevor erste Versuche einer Kombination der zwei wirksamsten Monosubstanzen, nämlich Cisplatin und Methotrexat, durchgeführt wurden. 1984 erfolgten die ersten Therapieversuche mit dieser Kombination, wobei durch präventive Maßnahmen versucht wurde, die zu erwartende hämatologische und nephrologische Toxizität zu verringern.

Die Kombination Cisplatin und Methotrexat

Die EORTC-GU Gruppe (European Organisation for Research and Treatment of Cancer, Genito-Urinary Group) startete ziemlich schnell mit einer Phase-II-Cisplatin-Methotrexat-Kombinationsstudie. Am Anfang wurde Cisplatin am ersten und Methotrexat am zweiten Tag verabreicht. Da die Toxizität zu hoch war, wurde das Schema geändert. 70 mg/m^2 Cisplatin wurde am Tag 1, 40 mg/m^2 Methotrexat verzögert am Tag 8 und 15 appliziert. Dieser Zyklus wurde 3wöchentlich wiederholt [24] (Tabelle 6). Von 43 auswertbaren Patienten wurde eine komplette Remission (CR) bei 10 (23%) und bei weiteren 10 Patienten (23%) eine partielle Remission (PR) erreicht. Die Responserate lag somit bei 46%. Die Dauer der Response betrug 64 Wochen für die komplette Remission und 21 Wochen für die partielle Remission. Trotz prophylaktischer Maßnahmen wie Hyperhydration war die Nephro- und Hämatotoxizität hoch. Nur 17% der Pa-

Tabelle 6. Cisplatin (DDP) – Methotrexat (MTX) – Kombination beim metastasierten Harnblasenkarzinom

Autoren	Anzahl Patienten	Response	
		Anzahl	%
Carmichael u. a. (1985)	23	13	58
Oliver u. a. (1986)	20	9	45
EORTC-GU (Stoter u. a. 1987)	43	20	46

tienten konnte die geplante Dosierung verabreicht werden. An Therapiefolgeerscheinungen wurde in 30% eine Granulozytopenie (Nadir $<2 \times 10^9/l$) und in 18% der Patienten eine Thrombozytopenie (Nadir $<50 \times 10^9/l$) gesehen. Bei zwei Patienten kam es zu einer Sepsis. Übelkeit, Erbrechen und Mucositis waren weitere Nebenwirkungen. In einer Studie von Oliver et al. [13] bei 20 Patienten ließen sich 3 komplette Remissionen (CR) (15%) und 6 partielle Remissionen (PR) (30%) erzielen. Dies bedeutet eine fast gleiche Erfolgsquote wie in der oben genannten EORTC-Studie. Allerdings war in der Gruppe mit kompletter Remission die Responsedauer länger. Carmichael et al. [2] applizierten höhere Dosen, insbesondere von Methotrexat (200 mg/m² mit Leucovorin rescue). Die Gruppe fand 21% komplette (CR) und 37% partielle Remissionen (PR). Mit einem Mittelwert von 21 Wochen war in dieser Gruppe jedoch die Responsedauer erstaunlich kurz. Gleichzeitig mit der Remission der Metastasen wurde auch eine Remission des Primärtumors in der Harnblase beobachtet. Interessant war die Feststellung, daß später von 13 Patienten mit Therapie-Response 5 Patienten cerebrale Metastasen bekamen. Dies war eine Metastasierungsform, die bisher, ohne Zytostatika-Therapie, in der Tumornachsorge des Harnblasenkarzinoms nur selten beobachtet wurde.

Polychemotherapie unter Einschluß von Cisplatin und Methotrexat

Tanseef et al. [25] hatten beobachtet, daß die Kombination von Vinblastin und Methotrexat bei Patienten mit metastasierten Harnblasenkarzinomen eine Effektivität zeigte. Davon ausgehend wurde im Memorial Sloan Kettering Hospital das Polychemotherapiekonzept mit M-VAC etabliert. Es handelte sich hier um eine Kombinationstherapie aus Methotrexat (M), Vinblastin (V), Adriamycin (A) und Cisplatin (C). Das Therapieregime bestand aus 4wöchentlichen Zyklen mit 30 mg/m² Methotrexat am Tag 1–14–21, 2 mg/m² Vinblastin am Tag 2–14–21, 30 mg/m² Adriamycin und 70 mg/m² Cisplatin am Tag 2. Methotrexat und Cisplatin wurden am Tag 14 und 21 nur verabreicht, wenn keine Nebenwirkungen wie Mucositis, Leukozytopenie ($<2,5 \times 10^9/l$) und Thrombozytopenie ($<100 \times 10^9/l$) vorhanden waren. Eine Hyperhydration wurde vor der ersten Verabreichung von Methotrexat begonnen und für 2 bis 3 Tage durchgeführt. Sternberg et al. [20] publizierten die ersten Resultate dieser Therapie. Bei 12 Patienten (50%) fand sich eine komplette Remission (CR), in 5 weiteren eine partielle Remission (PR). Die Overall-Response-Rate betrug dabei 71%. Bemerkenswert war, daß der Mittelwert der Responsedauer und der Überlebensdauer mit 32+ Monaten (noch) nicht erreicht war. Spätere Ergebnisse von Sternberg et al. [21] und Yagoda [32] bestätigen die Effektivität dieses Polychemotherapieregimes. Eine objektive Remission wurde bei 69% der 64 evaluierbaren Patienten gesehen. Dabei erreichten 21 Patienten eine komplette Remission (CR). Erneut wurde bestätigt, daß die Dauer der Response und die Überlebenszeit signifikant höher waren. Von 21 Patienten mit kompletter Remission (CR) hatten 11 klinisch eine komplette Remission (cCR). Bei verbleibenden 10 Patienten wurde diese Remission pathologisch bestätigt (pCR). Dies bedeutete eine reelle (pathologisch bestätigte) komplette Remission durch systemische Kombinationstherapie bei 15% der Patienten. Bei 10 weiteren Patienten mit partieller Remission (PR) ließ sich durch anschließende chirurgische Maßnahmen eine komplette Remission (CR) erzielen. Die Therapieergebnisse waren somit vielversprechend. Sie wurden jedoch erzielt bei gleichzeitig signifikant hoher Toxizitätsrate. Eine Myelosuppression fand sich in mehr als 50% der Patienten. 7 von den 64 Patienten hatten eine Nadir-Sepsis und bei 30% wurde eine ernsthafte Mucositis gesehen [22] (Tabelle 7). Bemerkenswert ist auch, daß das M-VAC Schema kürzlich angewandt wurde bei 10 Patienten, die vorher auf eine andere Cisplatin Kombination (CISCA: Cisplatinum, Adriamycin, Cytoxan) nicht günstig ansprachen [4]. In einem Fall konnte eine komplette Remission (CR) sowie in drei Fällen eine partielle Remission (PR) erreicht werden. Die Ergebnisse beweisen, daß die M-VAC Therapie bei Patienten nach vorangegangener differenter Cisplatinum-Kombinationstherapie noch effektiv sein kann.

Harker et al. [7] berichteten über ihre Erfahrungen mit der Kombination von Vinblastin, Methotrexat und Cisplatinum. Gute Ergebnisse wurden erreicht mit 56% Remissionen (28% CR, 28% PR). Ebenso beschrieben Rosenberg und Williams [15] mit einer vergleichbaren Kombination eine Responserate von 59% bei 17 auswertbaren Patienten. In diesen zwei letztgenannten Studien war die Toxizität wiederum erwartungsgemäß hoch.

Aus den genannten Studien wurde jedoch ersichtlich, daß die Kombination von Cisplatin und Methotrexat plus/minus Adriamycin und/oder Vinblastin die

Tabelle 7. Polychemotherapie-Regime einschließlich Cisplatinum (DDP) und Methotrexat (MTX) beim metastasierten Harnblasenkarzinom

Autoren	Zytostatikum-Kombination	Anzahl Patienten	Response	
			Anzahl	%
Sternberg u. a. (1984)	MTX, V, ADM, DDP[a]	24	17	71
Harker u. a. (1985)	MTX, V, DDP	50	28	56
Sternberg u. a. (1987) Yagoda u. a. (1987)	MTX, V, ADM, DDP[a]	64	50	69
Rosenberg u. Williams (1987)	MTX, V, DDP	17	10	59

MTX = Methotrexat, V = Vinblastin, ADM = Adriamycin, DDP = Cisplatin
[a] M-VAC

Responserate bei Patienten mit metastasiertem Harnblasenkarzinom offensichtlich verbessert. Diese Effektivitätserhöhung ging jedoch Hand in Hand mit einer
höheren Toxizität. Die Konfrontation mit einem sonst nur selten bekannten
Phänomen, dem vermehrten Auftreten von Metastasen im Zerebrum, einem
Organ, das sonst nur selten von Metastasen des Harnblasenkarzinoms befallen
war, erklärt sich wahrscheinlich durch die therapieinduzierte verlängerte Überlebenszeit der Patienten, möglicherweise durch eine Tumorselektion. Der Entste-
hungsmechanismus bleibt letztlich noch unklar.

Schlußfolgerungen und Zukunftsperspektiven

Die Chemotherapie beim metastasierten Harnblasenkarzinom ist in den letzten
10 Jahren effektiver geworden. Verschiedenste Therapiestudien liegen vor. Jedoch
häufig ist es schwer, ihre Ergebnisse miteinander zu vergleichen. Aus diesem
Grunde sind für die Zukunft prospektive, randomisierte, kontrollierte und multi-
zentrische Studien zu fordern, die eine objektive Vergleichbarkeit erlauben und so
eine Selektion der effektivsten Substanzen und Kombinationen ermöglichen.
Hierzu wird es notwendig, Kriterien zu erarbeiten und festzusetzen, die die Formen der Response und die Responsedauer definieren. Denis et al. [6] haben in
einem Konsensus-Meeting versucht, die Responsekriterien zu definieren. Sie ent-
sprechen im wesentlichen den WHO-Kriterien. Diese Kriterien sind heute international akzeptiert (siehe Glossar).
    Cisplatin ist heute das effektivste Zytostatikum. In Kombination mit Metho-
trexat ist es besonders wirksam. Jedoch nimmt die Rate an toxischen Therapiefolgen zu. Es bleibt zu fragen, ob die Toxizitätsschäden im Einzelfall bis zum Tod
durch Nadir-Sepsis das offensichtlich gewonnene Mehr an Effektivität hinsichtlich der Karzinomdestruktion rechtfertigen. Studien, die das Pro und Contra der
Polychemotherapie mit Cisplatin sorgfältig abwägen, sind zu fordern. Ihre Ergebnisse sind abzuwarten. Parallel dazu müssen alle Möglichkeiten der Prophylaxe,
z. B. der Hydratation, Alkalisierung des Urins, der Anwendung von Leucovorin
untersucht und analysiert werden. Durch Anwendung des GSF (Granulocyte
Stimulating Factor) läßt sich möglicherweise die Hämatotoxizität verringern.
Daraus ergibt sich gegebenenfalls die Möglichkeit zur Effektivitätssteigerung der
Zytostase durch höhere Dosierung des Zytostatikums.
    Es ist nicht zu erwarten, daß in nächster Zukunft neue chemotherapeutische
Substanzen, gleichwirksam wie Cisplatin, entwickelt werden und zur Anwendung
kommen. Eine Ausnahme bildet vielleicht das Galliumnitrat (GaN), dessen klini-
sche Erprobung begonnen hat. Auch hier dürfte die systemische Toxizität die
Breite der klinischen Verwendbarkeit aufzeigen.
    Bezüglich der Toxizität bleibt es wichtig, in nächster Zukunft schnell und
deutlich zu differenzieren zwischen den Karzinompatienten, die auf die Therapie
ansprechen werden und solchen, die chemotherapeutisch resistent sind. Diese
Untersuchungen haben gerade begonnen und bewegen sich auf zellbiologischem
Niveau. Eine enge Kooperation zwischen dem klinisch-onkologisch und dem
theoretisch orientierten Wissenschaftler ist hierbei notwendig.

Schließlich haben die guten Ergebnisse der Cisplatin Kombinations-Chemotherapie beim metastasierten Harnblasenkarzinom konsequenterweise dazu geführt, das lokal fortgeschrittene Karzinom neoadjuvant zu behandeln. Ob diese neoadjuvante Chemotherapie tatsächlich auch eine Verbesserung der kurativen Maßnahmen für diesen Tumor bedeuten wird, bleibt aber letztlich noch offen. Auch diesbezüglich muß in nächster Zukunft experimentell und klinisch geforscht werden. Viele Fragen bezüglich der chemotherapeutischen Behandlung des Harnblasenkarzinoms liegen offen vor und bedürfen dringend der Beantwortung. Hoffentlich wird es uns gelingen, einige dieser Fragen in den kommenden 10 Jahren zu beantworten.

Beim metastasierenden Harnblasenkarzinom sind somit heute nach Allgemeinsituation und Belastbarkeit des Patienten folgende systemische Therapien anwendbar:

- Die *Cisplatin-Monotherapie*: 100 mg/m^2 Cisplatin i. v. alle 3 Wochen.
- Die *Cisplatin-Methotrexat-Kombinationstherapie*: 70 mg/m^2 Cisplatin i. v. am Tag 1, 40 mg/m^2 Methotrexat am Tag 8 und 15. Der Zyklus wird alle 3 Wochen wiederholt.
- Die *MVAC-Polychemotherapie*: 30 mg/m^2 Methotrexat i. v. am Tag 1, 15, 22; 3 mg/m^2 Vinblastin i. v. am Tag 2, 15, 22; 30 mg/m^2 Adriamycin i. v. am Tag 2; 70 mg/m^2 Cisplatin i. v. am Tag 2. Der Zyklus wird monatlich wiederholt.

Mit folgenden Nebenwirkungen muß gerechnet werden:

Cisplatin: Knochenmarkdepression; Anorexie, Nausea, Erbrechen; Nephro-Oto-Neurotoxizität; Kardio-Hepatotoxizität (selten); Magnesiumverlust.

Methotrexat: Knochenmarkdepression; Anorexie, Nausea, Erbrechen; Stomatitis; Haarausfall; Darmulcera; Zystitis; Nephro-, Hepatotoxizität, Lungenfibrose (selten); Fieber, Immunsuppression.

Vinblastin: Knochenmarkdepression (vor allem Leukozytendepression); Anorexie, Nausea, Erbrechen (selten); Haarausfall; Muskelschwund; Neurotoxizität; Ileus.

Adriamycin: Knochenmarkdepression; Anorexie, Nausea, Erbrechen; Stomatitis; Haarausfall; Myokardtoxizität.

Für alle Therapieregime mit Cisplatin muß Beachtung finden: Ein Karzinom, das nach 2 Zyklen keine Regression zeigt, spricht auch auf die weitere identische Behandlung nicht an!

Literatur

1. Blumenreich MS, Yagoda A, Natale RB, Watson RC (1982) Phase II trial of vinblastine sulfate for metastatic urothelial tract tumors. Cancer 50:435
2. Carmichael J, Cornbleet MA, Mac Dougall RH et al. (1985) Cisplatin and methotrexate in treatment of transitional cell carcinoma of the urinary tract. Br J Urol 57:299

3. Catalona WJ, Ratliff TL, Mc Cool RE (1982) Immunology of genito-urinary tumors. In: Paulson DE (ed) Genito-urinary cancer. Vol 1 Martinus Nijhoff publishers, The Hague, Boston London, p 169
4. Chong C, Logothetis CJ, Dexeus FH, Sella A (1987) M-VAC on salvage chemotherapy in transitional cell carcinoma (TCC) of the urothelium previously treated with cisplatin combination therapy. Proc AACR 28:204
5. Cross RJ, Glashan RW, Humphrey CS, Robinson MRG, Smith PH, Williams RE (1976) Treatment of advanced bladder cancer with adriamycin and 5-fluorouracil. Br J Urol 48:609
6. Denis L, Niijima T, Prout G, Schroeder FH (1986) Developments in bladder cancer. Liss, New York
7. Harker WG, Meyers FJ, Freika FS et al. (1985) Cisplatin, methotrexate and vinblastine (CMV): an effective chemotherapy regimen for metastatic transitional cell carcinoma of the urinary tract; A Northern California Oncology Group Study. J Clin Oncol 3:1463
8. Khandekar JD, Elson RJ, Dewijs WD, Slayton RE, Harris DT (1985) Comparative activity and toxicity of cis-diamminedichloroplatinum (DDP) and a combination of doxorubicin, cyclophosphamide and DDP in disseminated transitional cell carcinoma of the urinary tract. J Clin Oncol 3:539
9. deKernion JB (1977) The chemotherapy of advanced bladder cancer. Cancer Res 37:2771
10. Merrin C (1978) Efficacy of cisplatinum in genitourinary tumours. Experience in 200 cases. Biochemie 60:941
11. Mulder JH, Fossa SD, de Pauw M, van Oosterom AT (1982) Cyclophosphamide, adriamycin and cisplatin combination chemotherapy in advanced bladder carcinoma: an EORTC phase II study. Eur J Cancer Clin Oncol 18:111
12. Natale RB, Yagoda A, Watson RC, Whitemore WF, Blumenreich M, Braun DW (1981) Methotrexate: an active drug in bladder cancer. Cancer 47:1246
13. Oliver RTD, Kwok HK, Highman WJ, Waxman J (1986) Methotrexate, cisplatin and carboplatin as single agents and in combination for metastatic bladder cancer. Br J Urol 58:31
14. Pavone-Macaluso M, the EORTC Genito-Urinary Cooperative Group (1976) Single drug chemotherapy of bladder cancer with adriamycin, VN-26 or bleomycin. Eur Urol 2:138
15. Rosenberg SJ, Williams SD (1987) Cisplatinum methotrexate and vinblastin combination chemotherapy (CMV) for advanced carcinoma of the bladder and upper urinary tract. J Urol 133:157A
16. Rodriguez LH, Johnson DE, Holoye PY, Samuels ML (1977) Combination VM 26 and adriamycin for metastatic transitional cell carcinoma. Cancer Treat Rep 61:87
17. Rossof AH, Talley RW, Stephens R, Thigpen T, Samson MK, Groppe C, Eyre HJ, Fisher R (1979) Phase II evaluation of cisdiamminedichloroplatinum II in advanced malignancies of the genitourinary and gynaecologic organs. A Southwest Oncology Group Study. Cancer Treat Rep 63:1557
18. Samuels ML (1979) CISCA combination chemotherapy. In: Johnson DE, Samuels ML (eds) 2nd Annual Conference on Cancer of the Genitourinary Tract. Raven Press, New York, p 97
19. Soloway MS, Ikard M, Ford K (1981) Cis-diamminedichloroplatinum (II) in locally advanced and metastatic urothelial cancer. Cancer 47:476
20. Sternberg C, Yagoda A, Scher H, Hollander P, Watson RC, Ahmed T (1984) Methotrexate, vinblastine, adriamycin and cisplatin for transitional cell carcinoma of the urothelium. Proc Am Soc Clin Oncol 3:156
21. Sternberg CN, Yagoda A, Scher HT et al. (1986) Surgical staging and long time survival in patients with advanced transitional cell carcinoma (TCC) of the urothelium treated with M-VAC. Proc Am Soc Clin Oncol 5:101
22. Sternberg CN, Yagoda A, Scher HJ, Herr HW, Morse MJ, Sogani PC, Watson RC, Hollander PD, Whitmore Jr WF (1987) Longterm survival in advanced urothelial cancer with M-VAC: The first two years of accrual. J Urol 133:157A
23. Stoter G, van Oosterom AT, Mulder JH, de Pauw M, Fossa SD (1984) Combination chemotherapy with cisplatin and VM-26 in advanced transitional cell carcinoma of the bladder. Eur J Cancer Clin Oncol 20:315
24. Stoter C, Splinter TAW, Child JA, Fossa D, Denis I, van Oosterom AT, de Pauw M, Sylvester R for the European Organization for Research on Treatment of Cancer Genito-

Urinary Group (1987) Combination chemotherapy with cisplatin and methotrexate in advanced transitional cell cancer of the bladder. J Urol 137:663

25. Tanseef A, Yagoda A, Needles B, Scher HI, Watson RC, Geller H (1985) Vinblastine and methotrexate for advanced bladder cancer. J Urol 13:602
26. Troner M, Birch R, Omura GA, Williams S (1987) Phase III comparison of cisplatin alone versus cisplatin, doxorubicin and cyclophosphamide in the treatment of bladder (urothelial) cancer: a southeastern cancer study group trial. J Urol 137:660
27. Turner AG, Hendry WE, Williams GB, Bloom HJG (1977) The treatment of advanced bladder cancer with methotrexate. Br J Urol 46:673
28. Williams SD, Einhorn LH, Donohue JP (1979) Cisplatinum combination chemotherapy of bladder chancer. Cancer Clin Trials 2:335
29. Yagoda A (1977) Future implications of phase II chemotherapy trials in ninety-five patients with measurable advanced bladder cancer. Cancer Res 37:2775
30. Yagoda A, Watson RC, Grabstald H, Barzell WE, Whitmore WF (1977) Adriamycin and cyclophosphamide in advanced bladder cancer. Cancer Treat Rep 61:97
31. Yagoda A, Watson RC, Whitmore WF (1979) Cisplatinum (DDP) regimens in bladder cancer. Proc Am Soc Clin Oncol 20:347
32. Yagoda A (1987) Chemotherapy of urothelial tract tumors. Cancer 60:574

Lokale Therapiekonzepte beim Harnblasenkarzinom

a) Intravesikale Zytostatikainstillation
b) Integrierte Behandlung durch intraarterielle Zytostatikainfusion und transurethrale Hochfrequenzhyperthermie

St. H. Flüchter[1], K.-H. Bichler[1], H. D. Laberke[2], D. Schulz[1] und E. Walter[3]

Die heutigen Möglichkeiten der lokalen Zytostatikatherapie des Harnblasenkarzinoms umfassen: 1. Die intravesikale Zytostatika-Applikation. Hierzu zählt die Harnblaseninstillation und die intratumorale Zytostatikainjektion. 2. Die intraarterielle Zytostatika-Tumor-Infusion. Beide Verfahren sind anwendbar unter kurativer und palliativer Zielsetzung. Kurativ kann ein lokal zur Anwendung kommendes Zytostatikum nur wirksam sein, wenn ein lokal begrenzt wachsender Tumor vorliegt. Im Falle einer Metastasierung ermöglicht die intravesikale Instillation natürlich nur eine Wirkung am Primärtumor. Durch die intraarterielle Cytostase sind je nach anatomischer Blutversorgung des Tumors in den meisten Fällen nur palliative Effekte an Primärtumor und/oder Metastasen möglich.

Die intravesikale Zytostase

Problematik

Die differenzierende transurethrale Elektroresektions-Technik (TUR) [10, 12] ermöglicht die Entfernung des superfizialen Harnblasenkarzinoms des Stadiums T_A und $T_1 N_0 M_0$ und des tief infiltrierenden, lokoregionären Harnblasenkarzinoms, also der Stadien $T_2 - T_3 N_0 M_0$, im Einzelfall auch des Stadiums $T_4 N_0 M_0$ im Gesunden [10, 15]. Trotzdem liegen die lokalen Rezidivraten bereits beim oberflächlichen Urothelkarzinom der Harnblase nach der TUR allein zwischen 50 und 90%, die Progressionsrate in diesen Kollektiven zwischen 1, 3 und 44% [3, 6, 7, 26, 41, 44, 45, 47, 82, 87]. Die Rezidivgefährdung nimmt zu mit Entdifferenzierung des Tumors, mit der Anzahl der bereits stattgehabten Rezidive, mit der Anzahl der Tumoren, die zum Zeitpunkt der Diagnosestellung in der Harnblase angetroffen werden, mit der Größe der Tumoren.

---

[1] Abteilung für Urologie, Eberhard-Karls-Universität Tübingen, Calwer Straße, D-7400 Tübingen.
[2] Pathologisches Institut Leonberg, Rutesheimerstr. 50/1, D-7250 Leonberg.
[3] Radiologische Klinik, Eberhard-Karls-Universität Tübingen, D-7400 Tübingen.

Therapie des Harnblasenkarzinoms
(K.-H. Bichler, St. H. Flüchter u. W. L. Strohmaier, Hrsg.)
© Springer-Verlag Berlin Heidelberg 1988

Als Ursachen der hohen Rezidivbildung sind zu diskutieren:

1. Die Koexistenz von Harnblasenkarzinom und potentiell ubiquitären präinvasi-
   ven, präkanzerösen Urothelveränderungen wie atypischer papillär-endo- oder
   -exophytischer Hyperplasie bis hin zum Carcinoma in situ [20, 28, 53, 67, 85,
   89, 94, 106].
2. Die Tumor-Zell-Implantation als TUR-Folge [13, 18, 78, 98].
3. Die fortbestehende Exposition des Patienten gegenüber Harnblasenkarzinoge-
   nen [61, 74].

Kuration und Prophylaxe

Ziel der lokalen Zytostatikainstillation muß somit sein: Mit einem *wirksamen
Zytostatikum*, in *effektiver Dosierung*, bei *vertretbaren Nebenwirkungen und Be-
handlungskosten*, zum *richtigen Zeitpunkt*

1. ein neu – durch persistierende Karzinogenexposition – entstehendes Karzinom,
2. ein noch existentes Karzinom (Residualtumor) und das Carcinoma in situ oder
   seine Vorstufen – und
3. ein zur Tumorinokulation befähigtes Karzinom-Resektat zu zerstören.

Die intravesikale Zytostatikainstillation findet in Deutschland als adjunktive
Maßnahme nach Entfernung des exophytischen Tumors durch die TUR oder im
Einzelfall durch die Harnblasenteilresektion breite Anwendung. Mit Muskelinfil-
tration des Harnblasenkarzinoms nimmt die Lymph- und Fernmetastasierung
sprunghaft zu. Die Instillationsbehandlung ist somit insbesondere beim oberflächlichen Harnblasenkarzinom T_A und T_1 erfolgversprechend, da hier bei Diagnosestellung nur 5% der Fälle eine Metastasierung zeigen.
    Die Indikation zur Instillations-Mono-Therapie [14, 97], d.h. zur ablativen
Therapie, besteht heute nur beim nicht papillären Carcinoma in situ und im
Einzelfall bei den Patienten, denen keine operativen Maßnahmen zumutbar sind.

Historie

Die Idee der lokalen Zytostatika-Harnblasen-Instillation ist nicht neu. Bereits
1948 instillierte Semple [90] Podophyllin, Bateman [8], Jones und Swinney [57]
und Veenema [105] behandelten in den Jahren 1955–62 mit Thiotepa. Neue
Impulse erhielt dieses Behandlungskonzept durch die Japaner [49, 68–70, 73,
75–77, 83, 84, 92] in den Jahren 1969–75, die insbesonders die Effektivität des
Mitomycin-C (MMC) aufzeigten. Heute findet dieses Behandlungskonzept breite
Anwendung [17, 24, 25, 27, 31–33, 39, 42, 47, 48, 54, 63, 79, 87, 95, 96]. Folgende
Zytostatika – hier in alphabetischer Reihenfolge aufgezeigt – werden appliziert:
Doxorubicin, Epodyl, Mitomycin C, Thiotepa, VM26 (Epidophyllotoxin).

Heutiger Stand

Wenn auch seit Jahren gefordert, so verfügen wir heute nur zum Teil über Erfahrungen aus randomisierten prospektiven Studien, die eine objektive Bewertung

und eine klare Aussage über die verfügbaren Zytostatika hinsichtlich 1. ihrer Wirkung, 2. ihrer optimalen Dosierung, 3. ihres günstigsten Therapiezeitpunkts, 4. ihrer lokalen und systemischen Nebenwirkungen und 5. der sinnvollen Therapiedauer erlauben.

Wirkungsnachweis der Zytostatika

Die Wirksamkeit der verwendeten Zytostatika läßt sich durch die intravesikale Monotherapie, d. h. durch die tumorablative Therapie ohne vorangehende chirurgische Tumor-Abtragung, objektiv messen. Für Thiotepa konnten komplette Remissionen in 30%, für Epodyl in 45% und für Mitomycin C in 44–77% der Fälle erzielt werden [14, 42, 68, 97].

Die Effektivität der intravesikalen Zytostatikatherapie nach operativer Tumorentfernung ist bewiesen. Umfangreiche klinische Studien [5, 14, 17, 24, 27, 29, 31–33, 39, 40, 42, 47, 48, 58, 63, 68, 79, 87, 95–97] untermauern die Aussage, daß die intravesikale Instillation mit den oben aufgezählten Zytostatika zu einer Senkung der Rezidiv- und der Progressionsneigung des Tumors führt. Nur vereinzelt, und dies in zurückliegenden Jahren, liegen randomisierte, prospektive Studien vor, die neben der adjunktiven Zytostatikainstillation einen Null-Therapiearm aufweisen [24, 47, 87]. Aus ethischen Gründen wurde in diesen Serien der Null-Arm frühzeitig aufgegeben, da sich überzeugend günstige Therapieergebnisse der intravesikalen Zytostase zeigten.

Die Frage nach dem zur Zeit geeignetsten Zytostatikum – charakterisiert durch die Merkmale effektiv, billig, einfache und komplikationsarme Handhabung – läßt sich zur Zeit noch nicht beantworten. Erste Ergebnisse sind in Kürze hier aus soeben abgeschlossenen EORTC-Studien zu erwarten [62].

Optimale Dosierung, Dauer der Einzelapplikation

Die in Deutschland zur topischen Therapie zugelassenen Zytostatika sind MMC und Doxorubicin. Fast alle Arbeitsgruppen, die Erfahrung mit Doxorubicin haben, applizieren 50 mg gelöst in 30 oder 50 ml NaCl. Die offenbar günstigste MMC-Konzentration liegt bei 20–40 mg MMC, gelöst in 20–50 ml NaCl. In Deutschland findet allgemein 20 mg MMC Anwendung. Amerikanische Arbeitsgruppen instillieren sowohl 20 als auch 40 mg MMC [14, 97]. Die Dauer der Einzelapplikation sollte, wenn unmittelbar postoperativ verabreicht, 30 Minuten, ansonsten mindestens 60 Minuten betragen [17, 31, 32, 47].

Günstigster Therapiezeitpunkt

Drei Applikationszeitpunkte sind zu diskutieren:

1. Beginn der Instillationsbehandlung vor der TUR.
2. Beginn der Behandlung in der frühen postoperativen Phase, bevor die Reepithelialisierung abgeschlossen ist. Zu unterscheiden ist hier die unmittelbar postoperative, also perioperative Zytostatikainstillation von derjenigen innerhalb der ersten Woche.

3. Beginn der Behandlung in der späten postoperativen Phase nach 4 Wochen, also nach Reepithelialisation des Urothels.

Zur Beantwortung der Frage, ob eine präoperative Instillation sinnvoll ist und wie tief dabei das Zytostatikum in die Harnblasenwand eindringt, liegen Untersuchungen der Tübinger Arbeitsgruppe vor [31, 33]. Vor radikaler Zystektomie wurden 4 Harnblasen 60 Minuten lang mit 20 mg MMC, gelöst in 50 ml NaCl, lokal behandelt. Die einzelnen Wandschichten der Harnblase wurden kontaminationsfrei von außen nach innen abgetragen. Es fand sich ein Konzentrationsgefälle von 2942 ng MMC/Gramm Naßgewebe im Urothel- bzw. Karzinomgewebe bis 212 ng MMC/Gramm Naßgewebe in der Adventitia (Abb. 1).

Bei Vorliegen von großvolumigen Karzinommassen oder bei tief infiltrierenden Tumoren muß somit davon ausgegangen werden, daß trotz präoperativer Instillation mit der Resektion vitales Karzinomgewebe mit nur geringen, ineffektiven Zytostatikagewebekonzentrationen frei wird [33]. Eine alleinige präoperative Instillation ist somit ungeeignet [30]. Als zusätzliche Sicherheitsmaßnahme kann die präoperative MMC-Instillation jedoch diskutiert werden [33]. Setzt die postoperative intravesikale Zytostatikabehandlung erst nach der Reepithelialisierung ein, kann nicht ausgeschlossen werden, daß bereits eine Tumorinoculation stattgefunden hat. Zur Verhinderung einer Tumorzellimplantation durch vitales Karzinomgewebe ist es deshalb sinnvoll, das traumatisierte Urothel der Harnblase und die möglichen freiliegenden Tumorzellverbände unmittelbar nach der Resektion einer lokalen Zytostase auszusetzen.

Anwendung fand deshalb in Tübingen seit 1979 die unmittelbar postoperativ beginnende MMC-Harnblaseninstillation. Aufgrund des differenzierenden Resektionsschemas [12], das Nachresektionen des Tumorgebietes bis zur histologisch nachweisbaren Tumorfreiheit vorsieht, wurde zunächst, beginnend nach der

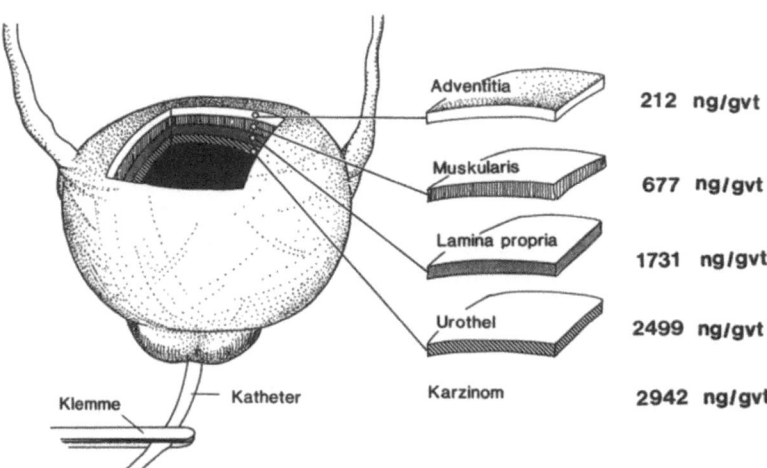

Abb. 1. Kontaminationsfreie Gewebepräparation der einzelnen Wandschichten der Harnblase. Es liegt ein Zustand nach präoperativer MMC-Harnblaseninstillation und radikaler Zystektomie bei Harnblasenkarzinom vor. Die Mitomycinkonzentrationen wurden mit der Thin Layer Cup Methode [37, 38] gemessen (Abb. modifiziert dargestellt nach [33])

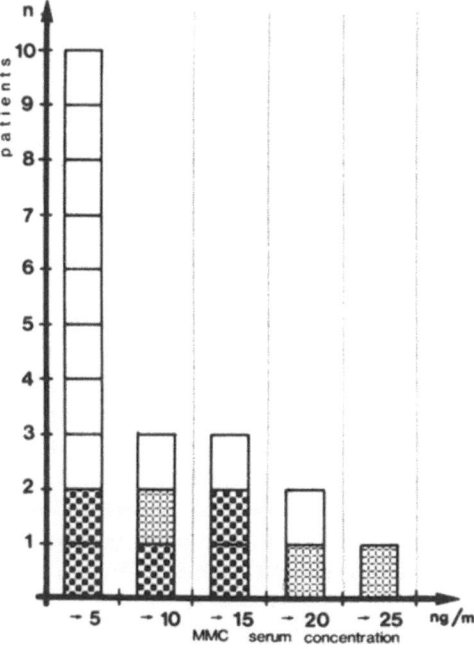

Abb. 2. MMC-Serumkonzentrationen (Mittelwerte), gemessen 30 Minuten nach perioperativer Zytostatikainstillation ($n = 19$, 133 Einzelmessungen). Normalkollektiv □ ($n = 11$): normale Resektion. Refluxkollektiv ▨ ($n = 5$): resektionsbedingter Reflux. Perforationskollektiv ▨ ($n = 3$): resektionsbedingte Perforation. 60 Minuten nach Instillation zeigten alle Patienten abfallende MMC-Serumkonzentrationen (Abb. modifiziert dargestellt aus [31])

ersten Resektion, eine 10tägige MMC-Harnblaseninstillation, eine sog. Stoßtherapie, mit 20 mg MMC pro Tag durchgeführt [31]. Während dieses 10tägigen Behandlungszyklus erfolgte die Nachresektion des Tumorgebietes.

Die unmittelbar nach der TUR beginnende und 10tägige Zytostatikainstillation in die traumatisierte Harnblase wirft die Frage nach systemischen Sideeffekten und nach der Verträglichkeit dieses Therapiekonzeptes auf. Vor routinemäßiger MMC-Applikation wurden deshalb bei 21 Patienten 30 und 60 Minuten nach der TUR und MMC-Harnblaseninstillation die MMC-Serumkonzentration gemessen. Sowohl bei Patienten mit beidseitigem vesikorenalen Reflux, mit großflächigem Tumorresektionsgebiet als auch bei Patienten mit Harnblasenwandperforation ließen sich MMC-Serumkonzentrationen von maximal bis 25 ng/ml nachweisen (Abb. 2). Der statistische Vergleich der obigen Kollektive (Kruskal-Wallis-Test) zeigte keinen signifikanten Unterschied. Signifikant nimmt jedoch die Menge des resorbierten Mitomycin C in Abhängigkeit von der Resektionsfläche zu [31]. Die gefundenen Konzentrationen liegen alle weit unter dem von Reich definierten systemisch-toxischen Schwellenwert von 600 ng/ml [80]. Auch nach 10tägiger MMC-Applikation war eine Kumulation des MMC-Serumwertes nicht nachweisbar. Trotz dieser 10tägigen MMC-Stoßtherapie waren die Therapiefolgeerscheinungen gering.

Lokale und systemische Nebenwirkungen

178 Patienten mit Harnblasenkarzinom wurden im Zeitraum 1979 bis 1983 mit obigem Konzept behandelt. An Therapiefolgeerscheinungen fand sich eine glo-

bale, therapiebedürftige Zystitis in 5%. Fieber mit allergischem Hautexanthem erzwang in 4,5% der Fälle den Therapieabbruch. Systemische Komplikationen traten erwartungsgemäß nicht auf [33, 39]. Nach 6 Wochen ließ sich in 47,2% der Fälle eine lokal umschriebene Zystitis nachweisen. Diese Zystitis fand sich meistens im ehemaligen Tumorgebiet. Die Resektionsfläche war in typischer Weise mit Fibrinschorf belegt und zeigte in 7,9% Inkrustationen. Diese Befunde verursachen ganz offensichtlich keine subjektiven Beschwerden. Kontrollen nach 3 Monaten zeigen reizlos reepithelialisierte, teils vernarbte Blasenareale.

In diesem Zusammenhang sind Mitteilungen von Murphy und Soloway interessant [71, 72], die ebenfalls nach Harnblaseninstillationen mit MMC und Thiotepa endoskopisch und histologisch Inflammation und Ödem des Urothels nachwiesen. Die Schwere der Befunde war nicht abhängig von der Dauer der Behandlung. Die Wirkung der Zytostatikum-Blaseninstillation ließ sich als vorwiegend zytotoxisch nachweisen. Daneben fand sich auch eine Beeinflussung des Zellstoffwechsels, eine Behinderung der Reduplikation der DNS. Nach Zytostatikainstillation zeigte sich eine gesteigerte Zellexfoliation von gut erhaltenen Zellen. Die Epithelzellen waren denudiert. Obwohl sich diese Schleimhautdenudation häufig fand, wurde eine spätere Harnblasenwandfibrosierung selten beobachtet. Harnblasenschrumpfung und Hämaturie sind somit nicht vorhersehbare Therapiefolgeerscheinungen [71].

Die langzeitige Denudation des Urothels erschwert ein objektives Follow-up durch Zystoskopie und Probebiopsien. Bei diesen Diagnostikverfahren muß in den ersten Monaten mit falsch negativen Befunden gerechnet werden. Die effektivste und sensitivste Kontrollmethode stellt in diesem Zeitraum die Urinzytologie dar [29, 71, 72].

Aufgrund der zytotoxischen Langzeitschädigung des Urothels wurde seit 1986 in Tübingen die früher propagierte 10tägige MMC-Stoßbehandlung nach der transurethralen Resektion oberflächlicher Harnblasen-Karzinome des Stadiums T_A und T_1 aufgegeben. Eine rasch der TUR folgende, einmalige Instillation zunächst im wöchentlichen, dann monatlichen Abstand, erscheint ausreichend. Die Forderung, die Instillation rasch, nach Möglichkeit unmittelbar perioperativ, durchzuführen, muß jedoch bestehen bleiben. In noch laufenden randomisierten, prospektiven Langzeitstudien [48, 62] zeigten bisher die Gruppen mit Frühinstillation die besten Ergebnisse. Wenn auch die Befunde noch der Bestätigung durch ein größeres Kollektiv bedürfen, so kam Burk [17] bei Auswertung seiner Ergebnisse nach Doxorubicin-Instillation zu ähnlichen Beobachtungen.

Dauer der Instillations-Behandlung

Begrenzte Behandlungskonzepte fanden Anwendung, zum einen eine Kurzzeittherapie von bis zu 6 Monaten [17, 30, 54], zum anderen eine Langzeittherapie über 3 bis 5 Jahre [27, 31, 32, 47, 79]. Andererseits wird eine lebenslängliche lokale Zytostatikaprophylaxe diskutiert. Während die lokale Zytostase zytotoxisch und zytostatisch oberflächliche Karzinomzellen eliminieren kann und somit das Carcinoma in situ vernichtet und eine Tumorzellimplantation verhindert, hat sie keinen Einfluß auf die Karzinogenexposition. Eine lebenslange lokale Zytostase erscheint schon unter der Vorstellung einer Karzinominduktion problematisch. Bei Harnblasenkarzinompatienten nach dreijähriger rezidivfreier Zytostatika-prophylaxe kann unterstellt werden, daß die Karzinomexposition nicht mehr existent ist. Eine therapiefreie Kontrollphase erscheint gerechtfertigt.

Das *Tübinger Therapiekonzept* des superfizialen Harnblasenkarzinoms umfaßt somit neben der TUR des exophytischen Tumors die perioperative Zytostatikainstillation mit 20 mg MMC. In den Fällen, die keine Indikation zu radikal operativen kurativen Maßnahmen darstellen, erfolgt die intravesikale MMC (20 mg) Applikation weiterhin wöchentlich die ersten 8 Wochen, danach monatlich im ersten und zweiten Jahr, abschließend vierteljährlich im dritten Jahr. Bei Rezidivfreiheit endet nach dem 3. Jahr die intravesikale Zytostase bei konsequenter Fortsetzung der Tumornachsorge.

Die Wirksamkeit der lokalen Harnblaseninstillation mit Zytostatika als adjunktive Maßnahme nach Elektroresektion der exophytischen Tumoren im Gesunden ist heute unumstritten. Aufgrund der bisher vorliegenden Erfahrungen ist eine klare Favorisierung eines Zytostastikums noch nicht möglich. Die bisher veröffentlichten Daten verschiedener Arbeitsgruppen im deutschsprachigen Raum [17, 27, 31, 32, 54, 63, 79] zeigen für die Beobachtungszeiträume von 2 bis 3 Jahren unter Langzeittherapie eine Rezidivbildung von 5–12% in der Gruppe unilokulärer primärer Harnblasenkarzinome. In der besonders rezidivgefährdeten Gruppe mit multilokulärem Wachstum oder bei Rezidivtumoren schwanken diese Angaben zwischen 25 und 75%. Die Erfahrungen mit der Kurzzeit-Instillationsbehandlung weisen dieses Therapiekonzept aufgrund deutlich schlechterer Ergebnisse offensichtlich als nicht vorteilhaft aus [17, 25, 30]. Allerdings stehen hier die Langzeitergebnisse der vergleichbaren Behandlungskonzepte noch aus.

Die lokale, intraarterielle Zytostatika-Tumor-Therapie

Problematik

Lokoregional fortgeschrittene, tief infiltrierende Harnblasenkarzinome nehmen trotz unter kurativer Zielsetzung durchgeführter chirurgischer Maßnahmen häufig einen ungünstigen Verlauf. Die Prognose ist in der Regel infaust, finden sich Lymphknoten und/oder Fernmetastasen [19, 50, 102, 108, 109].

Nach anfänglich unbefriedigenden Erfahrungen mit Zytostatika in der Behandlung des Harnblasenkarzinoms sind die jetzt vorliegenden Ergebnisse der Polychemotherapie oder kombinierter Behandlungskonzepte beim Harnblasenkarzinom vielversprechend [16, 19, 22, 23, 55, 56, 86, 91, 93, 99, 100]. Prinzipiell sind günstigere Zytostatikaeffekte im Tumor durch höhere Zytostatikakonzentrationen zu erzielen. Die Realisierung dieses Therapieansatzes im Rahmen der systemischen Zytostase ist jedoch begrenzt, da gleichzeitig hohe periphere Zytostatikakonzentrationen beträchtliche Therapiefolgeerscheinungen induzieren. Zwei Wege werden heute beschritten, die Zytostatikakonzentration im Karzinomgewebe bei tolerablen systemischen Therapiefolgeerscheinungen zu erhöhen:

1. Die arterielle Zytostatikaperfusion des Tumors [1, 2, 51, 52, 58, 107],
2. die arterielle Zytostatikum-Mikrosphären-Karzinom-Infusion (CMCI) [1, 2, 4, 9, 34-36, 59, 64-66, 103, 104].

Bei der *arteriellen Zytostatikaperfusion des Karzinoms* wird der Tumor meist über 24 Stunden mit der gewählten Substanz perfundiert. Wiederholbarkeit und Langzeitperfusion werden erleichtert durch Anwendung von internen oder externen Pumpsystemen oder implantierten Port-Kathetern, z. B. dem Implanto-fix- oder Port-Katheter. Hohe lokale Zytostatikakonzentrationen können appliziert werden bei gleichzeitiger lokaler Detoxifikation, d. h. Zytostatika-Hämofiltration im venösen Abflußgebiet des Tumors [2]. Nachteile dieser Verfahren sind: Der technische und operative Aufwand ist beträchtlich. Die Langzeit-Belassung der Kathetersysteme begünstigt Septikämie, Thrombose, Dislokation der Katheterspitze, Extravasation des Zytostatikums.

Zur *arteriellen Zytostatikum-Mikrospheren-Karzinom-Infusion (CMCI)* wird die Mikrosphären-Suspension *Spherex®* verwandt. Spherex® besteht aus ca. 45 μm großen Stärkemolekülen. Diese okkludieren die Tumorgefäße, werden aber durch die körpereigene Amylase wieder abgebaut, so daß eine zeitlich limitierte Ischämie resultiert. Die Spherex-Suspension ist gut mischbar mit Zytostatika. Der Vorteil liegt im einfachen Handling. Der operative Aufwand ist gering. Das Gemisch wird durch super- bzw. partiell selektive Tumorangiographie [36] nach der Seldinger-Technik in das Karzinomgewebe gebracht. Die Zytostatikum-Spherex®-Tumor-Infusion ist wiederholbar. Hierin liegt der Vorteil gegenüber der permanenten Zytostatikaembolisation [88]. Bei paarig arteriell versorgten Organen, z. B. bei der Harnblase, Prostata und Samenblase, kann die Organinfusion wechselseitig erfolgen [35, 36]. Dies ist beim Harnblasenkarzinom aufgrund seiner Pathogenese und Lokalisation von großem Vorteil. Im Tumor kommt es zu einer zuverlässigen Steigerung der Zytostatikakonzentration [21, 66, 103, 104]. Eine zusätzliche Tumordestruktion durch die Mikrospheren-induzierte reversible Tumorembolisation muß entsprechend den experimentellen und klinischen Daten vom Leberzellkarzinom [2, 4, 9, 65, 66] auch bei urologischen Tumoren [21, 103, 104] diskutiert werden. Zusammengefaßt sind folgende mögliche Wirkprinzipien der CMCI zu benennen: Kombinationswirkung Zytostase und Ischämie, alleiniger Zytostatikaeffekt, alleiniger Ischämieeffekt [36, 60, 81].

Kuration und Palliation

Die Haupt-Zielgruppen der lokoregionalen intraarteriellen Zytostatikatherapie sind die Stadien $T_3/T_4N_0M_0$ und N_1M_0. Ziel der Therapie ist die restlose Tumorzerstörung oder ein Tumor-Debulking, so daß durch weitere operative Maßnahmen eine Kuration möglich wird. Anwendung findet die lokale intraarterielle Zytostatika-Tumor-Therapie jedoch auch als lokale Palliativmaßnahme beim metastasierenden Karzinom [35, 36].

Integrierte Therapie aus Zytostatika-Mikrospheren-Karzinom-Infusion (CMCI) und transurethraler Hochfrequenz-Hyperthermie (HHT): Pilotstudie Tübingen

Integrierte Behandlungskonzepte, durchgeführt unter neoadjuvanter oder palliativer Zielsetzung, haben Interesse geweckt. Zu nennen sind Kombinationen aus Strahlen und Zytostase [55, 56] oder Zytostatika und Mikrospheren [34–36] in Verbindung mit der Hyperthermie. Im folgenden wird über die ersten klinischen Erfahrungen mit der CMCI und HHT berichtet.

Zytostatika-Mikrospheren-Karzinom-Infusion (CMCI)

Ein Katheter wird über die Arteria femoralis in die Arteria iliaca interna vorgeschoben. Unterhalb des Abganges der Arteria glutaea superior wird die Harnblasenwand und der Tumor über die Blasenarterien infundiert (Abb. 3). Eine Behandlungsinfusion enthält 10 mg Mitomycin, gelöst in 10 ml NaCl und gemischt mit 15 ml (900 mg) Spherex®. Im Einzelfall kam 50 mg Cisplatin, gelöst in 15 ml NaCl und 15 ml Spherex®, zur Anwendung.

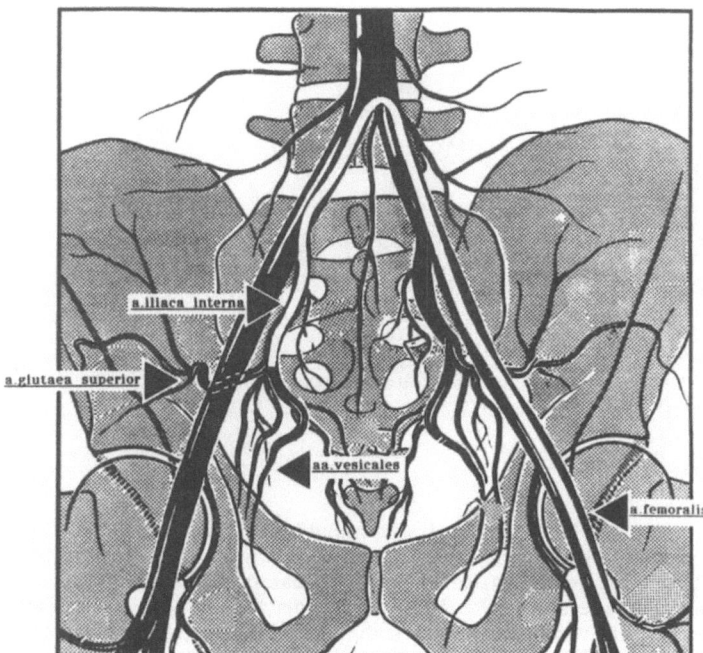

Abb. 3. Technik der CMCI: Nach der Seldinger-Technik wird ein Katheter transfemoral eingebracht und unterhalb des Abganges der Arteria glutaea superior plaziert. Von hier erfolgt unter intermittierender Röntgenkontrolle und Kontrastmittelapplikation die Infusion des Tumors. Zeigt sich ein zu großer Abstrom des Gemisches über die Arteria glutaea superior in den Glutealbereich, so wird dieses Gefäß in seinem proximalen Anteil mit einer Gianturko-Spirale okkludiert

Transurethrale Hochfrequenzhyperthermie (HHT)

Das therapeutische Prinzip der HHT liegt in der temperaturabhängigen Zerstörung des Tumors. In experimentellen Untersuchungen an Zellkulturen findet sich mit ansteigender Temperatur eine abnehmende Sauerstoffaufnahme der Tumorzellen. Als ein weiterer pathogenetisch wichtiger Wirkmechanismus muß die Wärmeakkumulation im Tumor angesehen werden, die sich als Folge der pathologischen Tumorgefäßversorgung erklärt. Hypoxische Tumorareale sind besonders wärmeempfindlich. Vorteil der hochfrequenzinduzierten Hyperthermie ist – im Gegensatz zu anderen Formen der Wärmeapplikation – die homogene thermische Gewebeaufladung.

Die an der Urologischen Klinik Tübingen entwickelte Hyperthermie-Technik [11, 43] ermöglicht eine kontrollierte, homogene, berührungsfreie Hochfrequenz-Überwärmung der gesamten Harnblasenwand und des Tumors (Abb. 4). Die Technik der Wärmeinduktion durch hochfrequenten Wechselstrom des Langwellenbereiches (Frequenz 300–500 kHz, Wellenlänge 1000 m gemessen in Luft) ist anderen Applikationsverfahren, z.B. mittels Ultraschall oder Mikrowelle, aufgrund der günstigeren Thermopenetration überlegen. Aufgrund der Harnblasenform bietet sich ein transurethral eingeführtes Endoskop als aktive innere Elektrode an (Abb. 5). Handelsübliche Koagulations-Elektroden dienen als inaktive äußere Elektrode (Abb. 4). Die Temperatur im Tumor und in der Blasenwand

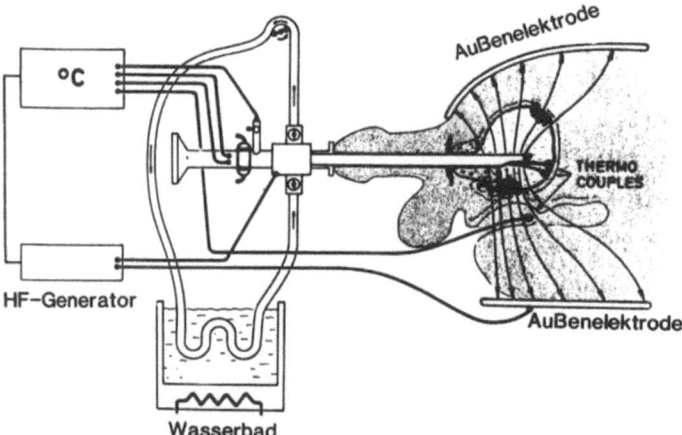

Abb. 4. Schema der transurethralen, kontaktfreien Einstrahlung hochfrequenten Wechselstromes des Langwellenbereiches zum Zwecke der homogenen Erwärmung der gesamten Harnblasenwand auf 43 °C mit aktiver Innenelektrode (siehe Abb. 5) und inaktiver Außenelektrode. Die aus der Hochfrequenzeinstrahlung resultierenden Temperaturen der Harnblasenwand und des Harnblasenlumens werden mit Hilfe von miniaturisierten, durch das Endoskop in die Harnblase eingebrachten Thermocouples kontinuierlich gemessen. Die Couples steuern Dauer und Intensität der Hochfrequenzeinstrahlung. Die Hochfrequenzeinstrahlung wird so gewählt, daß in der tumorfreien Harnblasenwand während der gesamten Behandlungsdauer Temperaturen von 43 °C vorliegen. Kontinuierliche Spülung der Harnblase mit einer 17% NaCl-Lösung, die im Wasserbad konstant auf 39 °C eingestellt wird. *Technische Daten:* Frequenz 300–500 kHz; Wellenlänge 1000 m; Leistung 250 Watt; Harnblasenfüllungsmedium: 0,17% Kochsalzlösung mit einer elektrischen Leitfähigkeit von 3,5 mSiemens/cm

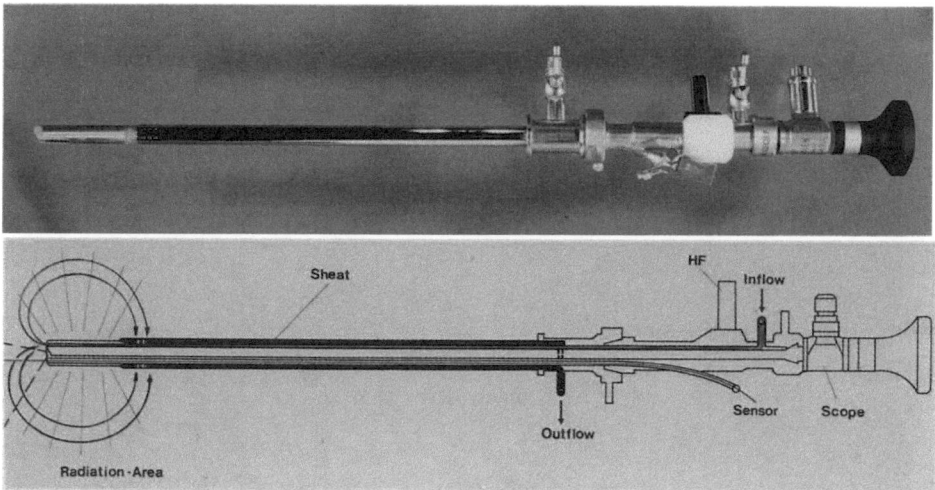

Abb. 5. Speziell für die Hochfrequenz entwickelte innere aktive Elektrode. Es handelt sich um ein modifiziertes Endoskop, das transurethal in die Harnblase eingeführt und unter Sicht plaziert wird

wird kontinuierlich über endoskopisch applizierte Thermocouples gemessen. Als Harnblasenfüllungs- und Kühlungsmedium findet 0,17% Kochsalzlösung mit einer elektrischen Leitfähigkeit von 3,5 mSiemens/cm Anwendung. Sprünge in der spezifischen elektrischen Leitfähigkeit zwischen Spülflüssigkeit und Harnblasenwand infolge Verzerrung des elektrischen Feldes werden so weitgehendst vermieden. Unter diesen Applikationsbedingungen stellt die Harnblasenwand keine Störung im Strömungsfeld dar [43]. Die angewandte Technik sichert die Einhaltung des als effektiv erkannten Temperaturniveaus von 43 °C in allen Schichten der Harnblasenwand. Im Karzinom selbst kommt es zu einer additiven thermischen Aufladung. Mit der vorliegenden Technik der homogenen Erwärmung wird ein Temperaturabfall zwischen Urothel und den äußeren Schichten der Harnblase mit der Gefahr einer Tumorpropagation ausgeschlossen. Das Therapiekonzept ermöglicht somit die Behandlung der endoskopisch nicht sichtbaren subepithelialen Tumorareale (Eisbergphänomen des Harnblasenkarzinoms), nicht komplett erfaßbarer multilokulärer Karzinome sowie des Carcinoma in situ.

Als Frühschädigung der Behandlung finden sich abhängig vom Malignitätsgrad beim differenzierten Karzinomtyp überwiegend Einzelzellnekrosen und nur stellenweise Gruppenzellnekrosen. Weniger oder entdifferenzierte Urothelkarzinome zeigen ausgedehnte Gruppenzellnekrosen oder große Nekrosebezirke. Charakteristische histologische Spätbefunde waren Stromahyalinosen und subtotale Tumornekrosen [11, 43] (Abb. 6). Das gesunde, den Tumor umgebende Gewebe weist anfänglich eine mäßige Blasenbildung und Ballonierung des Epithels auf, jedoch kommt es zu keiner persistierenden Schädigung.

In früheren Arbeiten wurden die palliativen Effekte der Hyperthermie beim fortgeschrittenen, hier insbesondere entdifferenzierten Harnblasenkarzinom beschrieben [11, 43]. Jedoch die Hyperthermie ist ein Verfahren, das den Harnblasentumor meist nur inkomplett vernichtet. Dies gilt besonders für das infiltrie-

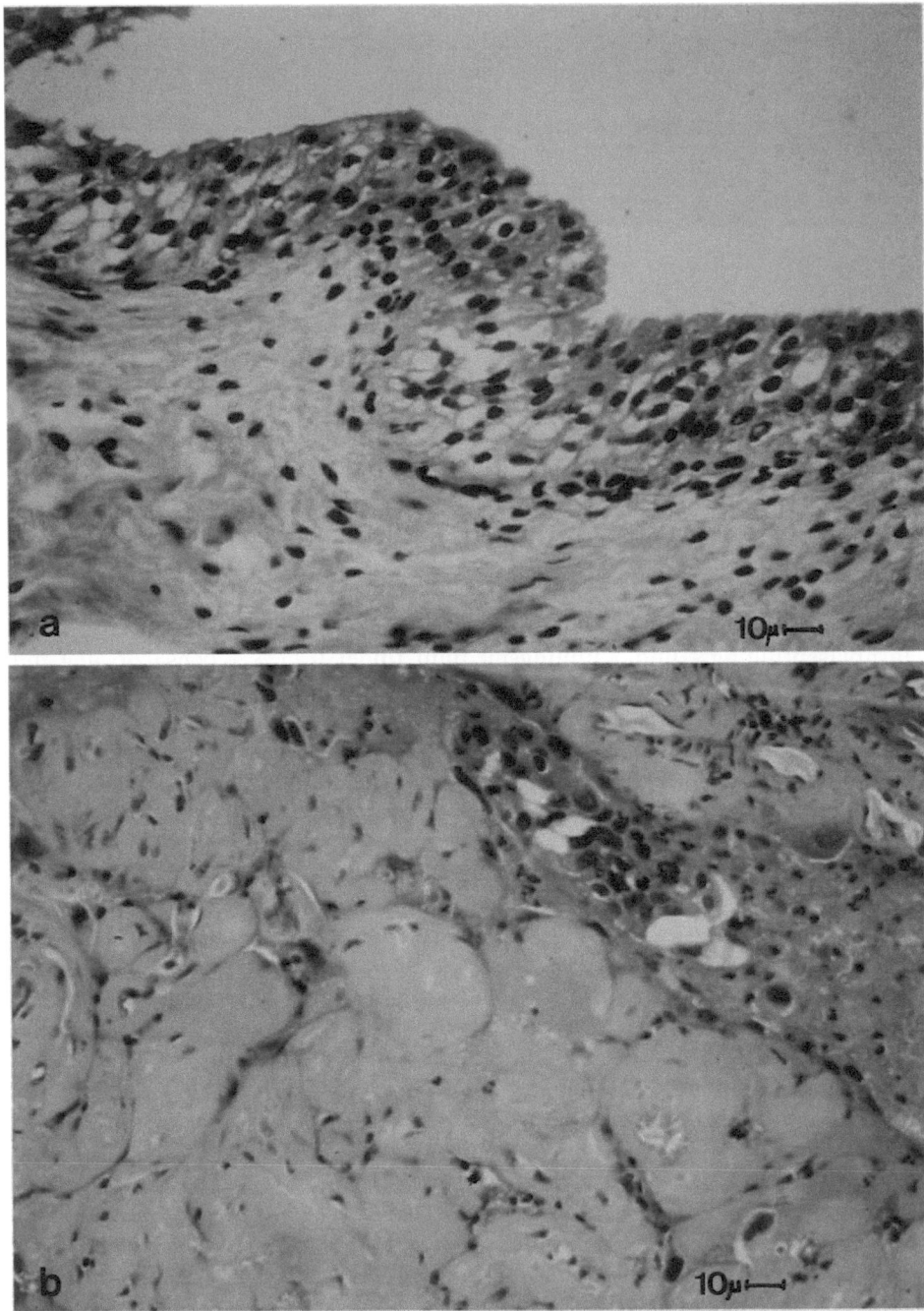

Abb. 6a, b. Histologische Befundung der Harnblasenwand nach transurethraler Hochfrequenz-Hyperthermie (Monotherapie): **a** als Früheffekt zeigen sich neben Vakuolisierung im Sinne einer hydropischen Schwellung Einzelzell- oder Gruppenzellnekrosen (van Gieson-Färbung). **b** Als Späteffekte Stroma-Hyalinosen neben umschriebenem, noch vitalem Karzinom-Areal (Hämatoxylin-Eosin-Färbung)

Tabelle 1. Karzinomerkrankung, Stadium, Anzahl der Patienten (n), Zytostatikum, Anzahl (total n = 107) und Lokalisation der CMCI bei 30 Patienten

	(n)	(n) Mitomycin	(n) Cisplatin
Harnblasen-Ca:			
lokoregional:	7	6 × MMC (17[a,b])	1 × CP (3[a,b])
metastasierend:	8	5 × MMC (30[a,c])	3 × CP (8[a,c,d])
Nierenzell-Ca:			
lokoregional:	7	5 × MMC (9[a,b])	2 × CP (5[a,b])
metastasierend:	5	4 × MMC (20[a,c])	1 × CP (3[a,c])
Prostatakarzinom:			
lokoregional:	1	–	1 × CP (3[a,b])
metastasierend:	1	–	1 × CP (3[a,c])
Samenblasen-Ca:			
metastasierend:	1	1 × MMC (6[a,c])	–
Total:	30	21 × MMC (82[a])	9 × CP (25[a])

[a] Anzahl der CMCI
[b] CMCI unter kurativer Zielsetzung
[c] CMCI zur Palliation
[d] CMCI zur Palliation. Das Kollektiv enthält den Fall des 43jährigen Patienten mit metastasierendem Urachus-Karzinom, der unter kurativer Zielsetzung behandelt wurde

rend wachsende Karzinom. Integrierte Behandlungen aus CMCI und HHT versprechen hier die besten Ergebnisse. Die CMCI ermöglicht höchste Zytostatikaspiegel im Karzinomgewebe, eine optimale zytotoxische Wirksamkeit und eine fast fehlende periphere Toxizität. Die transurethrale HHT bewirkt eine additive Karzinomschädigung, darüber hinaus ganz offensichtlich eine synergistische Steigerung der Zytostatikaeffektivität [101].

An der Urologischen Universitätsklinik Tübingen wurde bisher insgesamt 107mal die CMCI bei 30 Patienten durchgeführt (Tabelle 1). Über die Erfahrungen mit dem integrierten Therapiekonzept CMCI und HHT bei 15 Patienten mit Harnblasenkarzinomen wird hier berichtet. Die Behandlung erfolgte bei 8 Patienten unter kurativer, bei 7 Patienten unter palliativer Zielsetzung.

Kuratives Therapiekonzept und Ergebnisse

Bei 7 Patienten mit lokoregionalem Harnblasenkarzinom des Stadiums $T_{3a/b}$ und T_{4a} erfolgte nach Diagnosesicherung und Tumorverkleinerung durch die TUR [12] die mehrmalige CMCI mit konsekutiver transurethraler Hochfrequenzhyperthermie [11, 43] der Harnblase. In 4 Fällen wurde die radikale Zystektomie, in 3 Fällen die TUR durchgeführt. Die erhaltenen Gewebe wurden pathohistologisch komplett aufgearbeitet. In zwei Zystektomiepräparaten und in den Gewebespänen von 2 resezierten Harnblasen fand sich nur noch Tumornekrose, kein vitales Karzinomgewebe (Abb. 7). In den zwei anderen Zystektomiepräparaten und in

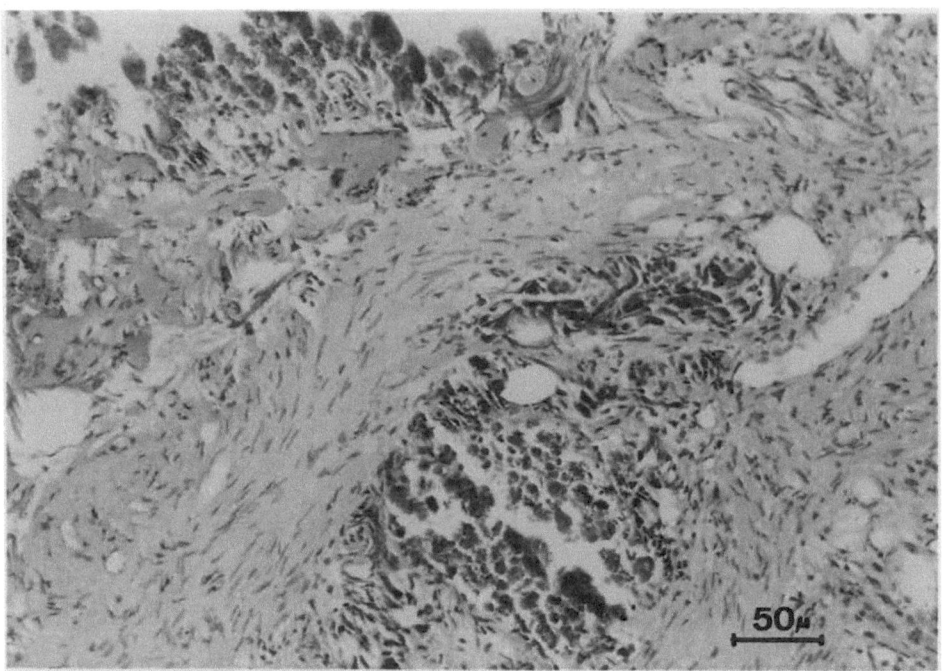

Abb. 7. Zystektomiepräparat nach 3maliger CMCI mit MMC eines Urothelkarzinoms T_{3b}. Erkennbar sind nur noch Tumornekrosen (Hämatoxylin-Eosin-Färbung)

den TUR-Gewebespänen war der tief in die Muskulatur infiltrierende Tumor in den Schichten der Blasenwand teils erhalten, teils regressiv und nekrotisch verändert. Der Nachweis typischer, stark eingeengter arterieller Gefäße, Oedem, Fibrosierung und hämosiderinbeladener Makrophagen im angrenzenden perivesikalen Fettgewebe zeigte, daß die CMCI auch außerhalb der Harnblase zu Therapieeffekten führte.

Ein 43jähriger Patient mit Urachus-Karzinom, Zustand nach Harnblasenteilresektion, Lymphadenektomie mit Nachweis einer perivesikalen Lymphknotenmetastase, Hemilobektomie links bei umschriebenen Lungenmetastasen und konsekutiver Radiatio vor 2 Jahren, seitdem wiederholten Resektionen von Adenokarzinomrezidiven am Blasendach – zuletzt inoperabel –, kam jetzt mit einem Konglomerattumor am Blasendach (Abb. 8) mit Infiltration des Sigmas und beidseitigen Lungenmetastasen (Abb. 9) in unsere Behandlung. Nach diagnostischer TUR erfolgte 2mal innerhalb von 10 Tagen die intraarterielle Cisplatin-CMCI und die transurethrale HHT der Harnblase. Vor der erneuten Cisplatin-Serie nach einem therapiefreien Intervall von 3 Wochen entwickelte sich eine große Sigma-Harnblasen-Fistel (Abb. 10). Es folgte die radikale Zystektomie mit Enbloc-Resektion des befallenen Sigmaanteils. Histologisch fanden sich im ehemaligen Tumorbereich massivste Tumornekrosen. Erst nach Aufarbeitung des gesamten Operationspräparates ließ sich in einem maximal 3 mm großen Bezirk Reste des Adenokarzinoms nachweisen. 6 Wochen später, nach intravenöser systemischer Cisplatin-Therapie (100 mg/m²-Körperoberfläche) erfolgte die He-

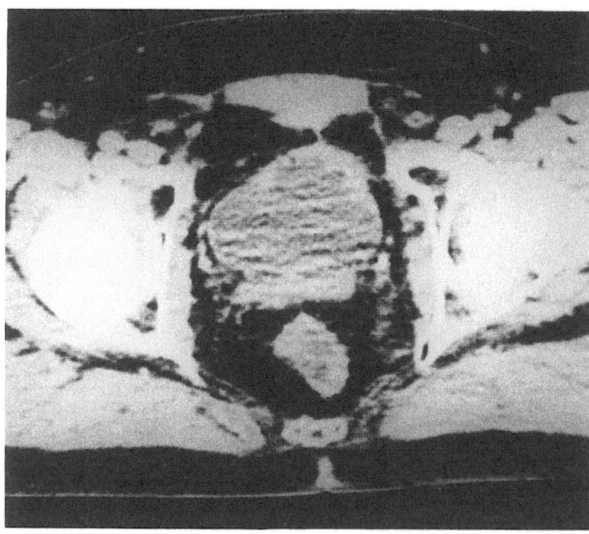

Abb. 8. Computertomographie-
befund eines Urachuskarzi-
nomrezidives am Harnblasen-
dach

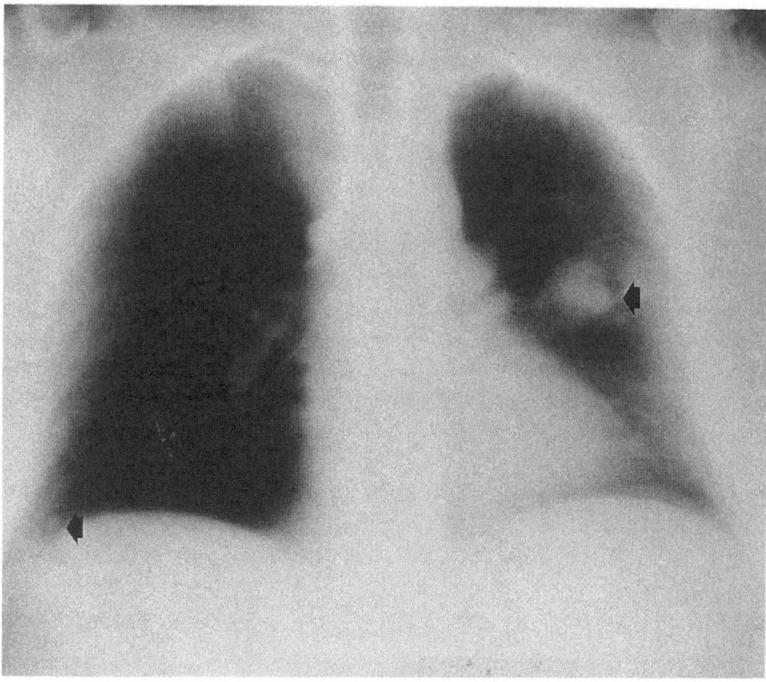

Abb. 9. Beidseitige Lungenmetastasen eines 43jährigen Mannes mit Urachuskarzinom. Die lin-
ke Lunge zeigt die Situation nach Hemilobektomie

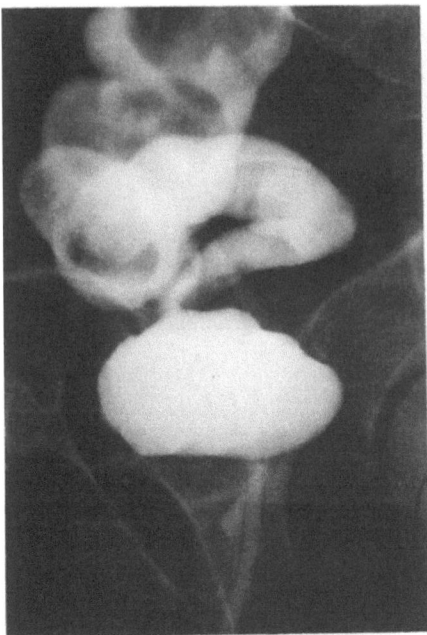

Abb. 10. CMCI-induzierte Sigma-Harnblasen-Fistel nach 2maliger Cisplatin-Behandlung

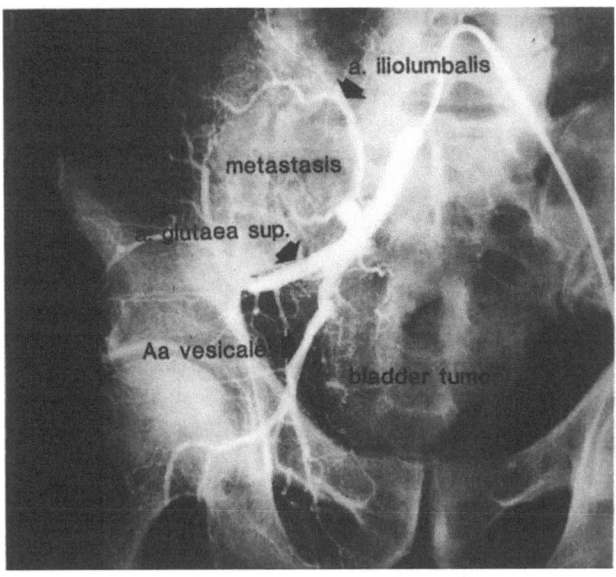

Abb. 11. Übersichtsarteriographie des Beckens eines 65jährigen Mannes mit metastasierendem Harnblasenkarzinom. Dargestellt wird der Primärtumor an der rechten Harnblasenwand sowie eine Weichteil-Knochen-Metastase im Bereich der rechten Iliosakralfuge

milobektomie links. Aus der rechten Lunge wurden 5 linsengroße Metastasen im Gesunden entfernt. In den Lungenpräparaten waren histologisch neben vitalem Adenokarzinomgewebe Tumordestruktionen nachweisbar, jedoch nicht in dem Ausmaß wie im intraarteriell behandelten Harnblasen-Sigma-Operationspräparat.

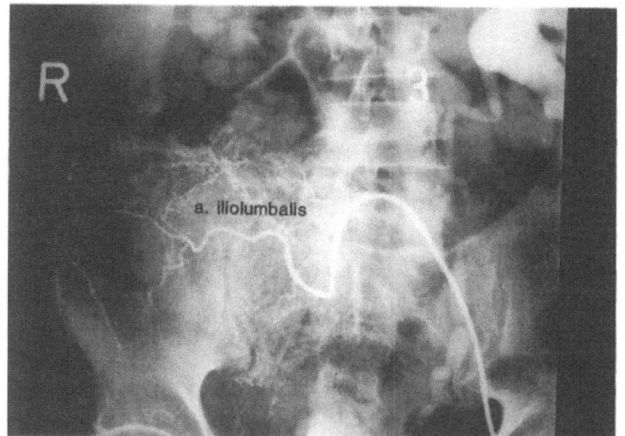

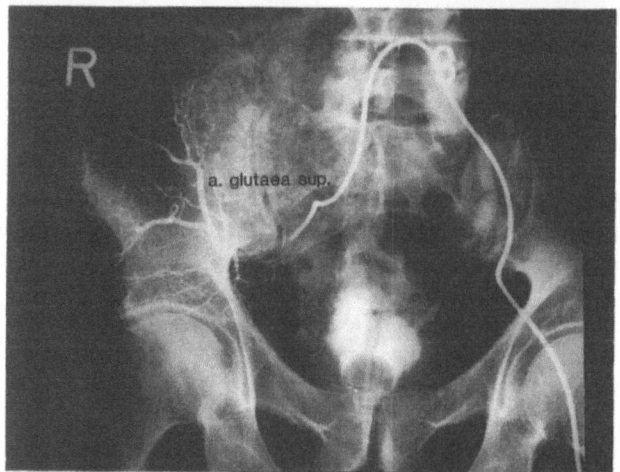

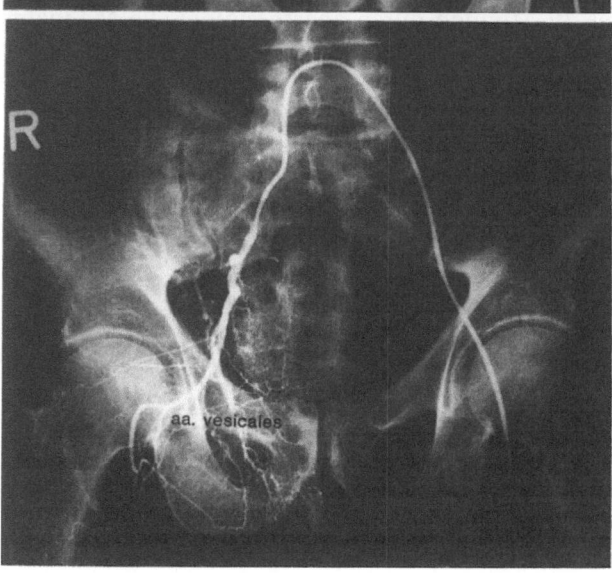

Abb. 12. Superselektive Darstellung und Infusion des in Abbildung 12 gezeigten Tumors. Der Primärtumor wird über die Äste der Aa. vesicales, die Metastase über ihre versorgenden Gefäße, die A. iliolumalis und glutaea superior infundiert

Palliatives Therapiekonzept und Ergebnisse

Die CMCI unter palliativer Zielvorstellung fand bei 7 multilokulär metastasierenden Urothelkarzinomen der Harnblase Anwendung. Das Krankheitsbild war charakterisiert durch Tumorprogression und eine zunehmend unbeherrschbare Schmerzsituation, insbesondere durch Ischialgie, Knochenschmerz, Defäkations- und Perinealdauerschmerz. Bei 5 Patienten wurde je 6mal die CMCI mit Mitomycin, bei zwei je 3mal die CMCI mit Cisplatin durchgeführt. 3mal erfolgte die CMCI nur des Primärtumors. 4mal wurden zusätzlich umschriebene symptomatische Knochen-Weichteil-Metastasen des Beckens infundiert. Meist unmittelbar nach der ersten CMCI zeigten die Patienten eine anhaltende Verbesserung des Allgemeinbefindens, meßbar am Karnofsky-Index, eine Schmerzlinderung oder -beseitigung. In den Fällen mit Knochenmetastasen und Bewegungseinschränkung kam es zu einer Verbesserung der Geh- und Belastungsfähigkeit. Objektiv am Tumorvolumen meßbar resultierte eine Stabilisierung. Die nachweislich schnelle Tumorprogression kam unmittelbar nach Therapiebeginn zum Stillstand. Die Stabilisierung persistierte 12 bis 34 Wochen. Alle 7 Patienten sind an den Folgen ihres Tumorleidens verstorben. Die Therapieeffektivität ließ sich durch den histologischen Nachweis umschriebener Tumornekrosen in den entsprechenden Obduktionspräparaten untermauern.

Beispielhaft wird der Fall eines 65jährigen Patienten mit metastasierendem Urothelkarzinom dargestellt. Neben Strangurie, Pollakisurie und Urge-Inkontinenz beklagte er einen zunehmenden Geh- und Belastungsschmerz im rechten Becken und im rechten Bein. In der Übersichtsarteriographie (Abb. 11) erkennt man den Blasentumor, der durch die Äste der Vesikalarterien versorgt wird. Die Knochen-Weichteil-Metastase im Bereich der Ileosakralfuge wird gespeist durch die Arteria iliolumbalis und glutaea superior. Es erfolgte hier insgesamt 6mal die superselektive CMCI über die einzeln dargestellten Äste der Arteria iliaca interna (Abb. 12).

Die CMCI-Behandlung wurde schmerzlos toleriert, wenn die initiale Ischämie-Phase von 20 bis 30 Minuten durch anästhesiologische Maßnahmen überbrückt wurde. 2mal ergaben sich technische Probleme mit Perforation der A. iliaca interna vor der Abgangsstelle der A. glutaea superior. Das Gefäß konnte 6 Tage später problemlos sondiert werden. An Therapiefolgeerscheinungen fanden sich im einzelnen: 1mal eine periphere Ischiasneuritis. 2mal jeweils nach der 3. ipsilateralen Infusion zeigte sich eine fleckförmige Marmorierung des linken Glutealbereichs. Diese Befunde bildeten sich bis heute restlos zurück. Systemische Komplikationen fanden sich nicht (Tabelle 2).

Tabelle 2. Komplikationen der lokalen intraarteriellen Zytostase (n = 107 CMCI, n = 30 Patienten)

Technische Probleme (Perforation der Arterie)	n = 2
Ischias-Neuritis	n = 1
Durchblutungsstörungen (Damm, Genitale, Glutealbereich)	n = 2
Systemische Komplikationen	n = 0

Zusammenfassung

Grundsatz der Karzinomtherapie bleibt das Konzept, daß der lokal begrenzte Tumor der lokalen Attacke, der disseminierte Tumor der systemischen Therapie bedarf [46]. Therapie der Wahl des lokal begrenzt wachsenden Harnblasentumors bleibt die radikale operative Tumorentfernung im Gesunden. Bei Blasenerhalt nach transurethraler Resektion des oberflächlich wachsenden Tumors ist die intravesikale Harnblaseninstillation mit einem wirksamen Zytostatikum eine effektive Methode zur Rezidivprophylaxe. Es bleibt abzuwarten, ob ergänzende, z. B. immunologische Therapieformen die Gesamteffektivität der Prophylaxe noch erhöhen.

Indikation für die lokale, intraarterielle Zytostatikatherapie sind der nicht metastasierende, operativ nicht sicher radikal entfernbare Primärtumor oder nach erfolgreicher Entfernung des Primärtumors die solitäre Metastasierung. Ziel ist die komplette Tumornekrose oder ein Tumor-Debulking, konsekutiv die Heilung durch die radikale chirurgische Tumorentfernung. Bei metastasierenden Karzinomen ergeben sich Indikationen zur CMCI mit dem Ziel der Palliation in den Fällen, wo einzelne Metastasen die Lebensqualität der Patienten deutlich einschränken.

Die lokale, intraarterielle Zytostase ist nicht mit der systemischen, intravenösen Zytostase zu verwechseln. Die Indikationen beider Verfahren sind unterschiedlich. Die Ergebnisse der intraarteriellen Behandlung sind somit nicht mit den Ergebnissen der intravenösen Chemotherapie beim disseminierten Harnblasenkarzinom vergleichbar. Beide Therapieformen sind keine konkurrierenden Verfahren, sie lassen sich jedoch im Einzelfall gut kombinieren.

Tübinger Therapiekonzept des Harnblasenkarzinoms

Harnblasenkarzinom Stadium TaG1–3, T1G1: Unmittelbar nach kompletter Elektroresektion des exophytischen Tumors intravesikale Harnblaseninstillation mit 20 mg MMC. Die intravesikale MMC (20 mg)-Applikation erfolgt weiterhin wöchentlich die ersten 8 Wochen, danach monatlich im ersten und zweiten Jahr, abschließend vierteljährlich im dritten Jahr.

Harnblasenkarzinom Stadium T1G2–3N0M0: Radikale Zystektomie nach Staging-Lymphadenektomie.

Harnblasenkarzinom Stadium T2/3/4N0M0: Tief infiltrierende, nach klinischem Staging nicht metastasierende Harnblasenkarzinome oder Primärtumoren, die nicht primär radikal kurativ operiert werden können, erhalten 10 Tage vor Radikaloperation eine 3malige integrierte Behandlung aus CMCI und HHT innerhalb von 14 Tagen.

Metastasierendes Harnblasenkarzinom: Bei disseminiertem Karzinom besteht die Indikation zur systemischen Polychemotherapie, wenn die Allgemeinsituation des Patienten es gestattet. Die CMCI ist indiziert bei lokal symptomatischer Karzinomausbreitung mit dem Ziel der Palliation. Im Einzelfall kann die Kombination systemische intravenöse und lokale intraarterielle Zytostase sinnvoll sein.

Literatur

1. Aigner KR, Link KH, Stemmler S, Warthona M (1985) Intraarterielle Infusion, experimentelle und pharmakokinetische Grundlagen – Klinik. In: Aigner KR (Hrsg) Regionale Chemotherapie der Leber. In: Eckhardt S, Holzner IH, Nagel GA (Hrsg) Beiträge zur Onkologie, Vol 21. Karger, S 84 ff
2. Aigner KR (1985) Regionale Chemotherapie der Leber. In: Eckhardt S, Holzner IH, Nagel GA (Hrsg) Beiträge zur Onkologie, Vol 21. Karger, Übersicht
3. Anderström C, Johansson S, Nilsson S (1982) The significance of lamina propria invasion on the prognosis of patients with bladder tumours. J Urol 124:23
4. Aronson KF, Hellekant C, Holmberg I, Rothman U, Teder H (1979) Controlled blocking of hepatic artery flow with enzymatically degradable microspheres combined with oncologic drugs. Eur Surg Res 11:99
5. Banks MD, Pontes JE, Izbicki JE, Pierce JM Jr (1977) Topical instillation of doxorubicin hydrochloride in the treatment of recurring superficial transitional cell carcinoma of the bladder. J Urol 118:757
6. Barnes RW, Dick AL, Hadley HL, Johnston OL (1977) Survival following transurethral resection of bladder cancer. Cancer Res 37:2895
7. Barnes RW, Bergmann T, Hadley H, Love D (1967) Control of bladder tumors by endoscopic surgery. J Urol 97:864
8. Bateman IC (1955) Chemotherapy of solid tumors with triethylene thiophosphoramide. New Engl J Med 252:879
9. Bengmark S, Fredlund P, Hafström LO, Vang I (1974) Present experiences with hepatic dearterialisation in liver neoplasm. Prog Surg 13:141
10. Bichler K-H, Harzmann R, Flüchter StH, Erdmann W (1982) Fortschritte der transurethralen Elektroresektion des Harnblasenkarzinoms. Urologe [A] 21:3
11. Bichler K-H, Harzmann R, Flachenecker G, Fastenmeier K, Altenähr R, Gericke D, Flüchter StH (1982) Ergebnisse der lokalen transurethralen Hochfrequenzhyperthermie beim Harnblasenkarzinom. Urologe [A] 21:12
12. Bichler KH, Strohmaier WL (1988) Operative Therapie beim Harnblasenkarzinom. In: Bichler K-H, Flüchter StH, Strohmaier WL (Hrsg) Therapie des Harnblasenkarzinoms. Springer, Berlin Heidelberg New York, S 23 ff
13. Boyd PJR, Burnand KG (1974) Side of bladder tumor recurrence. Lancet 1974 II:1290
14. Bracken RB, Swanson SA, Johnson DE, DeFuria D, Eschenbach AC, Crooke S (1980) Role of intravesical mitomycin C in management of superficial bladder tumors. Urology 16:11
15. Bressel M, Kemper K, Städtler F (1969) Urologe [A] 8:73
16. Bukowski RM, Montie JE, Lee M, Ganapathi R (1987) Neoadjuvant M-VAC with intraarterial Cis-platin in locally advanced transitional cell carcinoma of the bladder: Phase I/II trial AUA 82th Annual Meeting American Urological Association, Inc. Abstract-Band-Nr. 211, 156A
17. Burk K, Troller RM, Pittner P (1983) Rezidivprophylaxe bei oberflächlichen Harnblasenkarzinomen. Urologe [A] 22:332
18. Burnand KG, Boyd PJR, Mayo ME (1976) Single dose intravesical thiotepa as an adjuvant to cystodiathermy in the treatment of transitional cell bladder carcinoma. Br J Urol 48:55
19. Cant JD, Brausi M, Soloway MS (1985) Adjuvant chemotherapy for locally advanced bladder cancer. World J Urol 3:115
20. Cooper TP, Wheelis FR, Correa RJ, Gibbons RP, Mason JT, Cummings KB (1977) Random mucosal biopsies in the evaluation of patients with carcinoma of the bladder. J Urol 117:46
21. Davis SS, Illum L, McVie JG, Tomlinson E (1984) Microspheres and drug therapy – Pharmaceutical, immunological and medical aspects. (Übersichtsliteratur Mikrospheren.) Elsevier, Amsterdam New York Oxford
22. Debryne FMJ, Fössa S, Stoter G (1985) Cisplatin-Metothrexat Kombinations-Therapie bei metastasierendem Blasenkarzinom. Eine EORTC Phase II Studie. Abstrakt 37, Kongreß der Deutschen Gesellschaft für Urologie 37, 32

23. Denis L, Hendrickx G, Keuppens F (1986) Präoperative Chemotherapie des invasiven Blasenkarzinoms. Verh Ber Dtsch Ges Urol 37:89
24. Denis L, Viggiano G, Oosterlinck W, Bouffioux C, Sylvester R, de Pauw M, Schröder FH, Members of the EORTC GU-Group (1985) Phase III chemotherapy with thiotepa, adriamycin and cisplatinum for recurrent superficial bladder tumors. Proc Am Urol Ass, Abstr. Nr. 287
25. Engelmann UH, Frohneberg D, Thürhoff J, Jacobi HJ (1988) Adriamycin versus mitomycin C in chemoprophylaxis of superficial bladder cancer. – A five year follow-up of a prospective randomized trial. J Urol (im Druck)
26. England HR, Paris AM, Blandy JP (1981) The correlation of T_1 bladder tumour history with prognosis and follow-up requirements. Br J Urol 52:593
27. Erdmann W-D, Harzmann R, Flüchter StH, Bichler K-H (1984) Lokale Mitomycin-C-Therapie des infiltrierenden Harnblasenkarzinoms. Fortschr Med 102:767
28. Farrow GM, Utz DC, Rife CC, Greene LF (1977) Clinical observations on sixty-nine cases of in situ carcinoma of the urinary bladder. Cancer Res 37:2794
29. Farsund T, Laerum OD, Hörstmak J, Jordfald G (1984) Local chemotherapeutic effects in bladder cancer demonstrated by selective sampling and flow cytometry. J Urol 131:22
30. Fischer N, Rübben H, Deutz F-J, Lutzeyer W, Naber K, Carl P, Opelt B, Lymberopoulos S, Peters H-J, Leusch G, Möllhoff H, Wildberger JE, Pierlitz E (1986) Intravesikale Chemorezidivprophylaxe superfizialer Blasenkarzinome mit Adriamycin. Verh Ber Dtsch Ges Urol 37:25
31. Flüchter StH, Harzmann R, Hlobil H, Erdmann W, Bichler K-H (1982) Lokale Chemotherapie des Harnblasenkarzinoms mit Mitomycin. Urologe [A] 21:24
32. Flüchter StH, Bichler K-H, Harzmann R, Erdmann D (1982) Klinische Erfahrungen mit der lokalen Mitomycin-Therapie oberflächlicher Urothelkarzinome der Harnblase. Onkologie 5:42
33. Flüchter StH, Hlobil H, Harzmann R, Rothe KF, Bichler K-H (1983) Serum- und Gewebe-Mitomycin-C-Spiegel nach intravesikaler Instillation. Urol Int 38:321
34. Flüchter StH, Bichler K-H, Hlobil H, Walter E (1985) Local and intraarterial chemotherapy of bladder cancer with Mitomycin-C. In: Matouschek E (ed) Endourology, proceedings of the third congress of the international society of urologic endoscopy. BuA, Steinbrück, 221 ff
35. Flüchter StH, Bichler K-H, Walter E, Laberke H-G, Müller-Schauenburg W, Nelde HJ, Rothe KF (1986) Intraarterielle synchrone Mikrospheren-Zytostatika-Infusion urologischer Tumoren. In: Nagel GH, Sauer R, Schreiber HW (Hrsg) Aktuelle Onkologie 28, Mitomycin 85, Klinik – Pharmakologie – Perspektive. Zuckschwerdt, p 172 ff
36. Flüchter StH, Bichler K-H, Laberke H-G, Walter E, Müller-Schauenburg W, Schulz D (1988) Klinische Problematik und morphologische Aspekte der lokalen Mikrospheren-Zytostatikum-Therapie in der Urologie. Z ART (in Druck)
37. Fujita H (1971) Comparative studies on the blood level, tissue distribution, excretion and inactivation of anticancer drugs. Jpn J Clin Oncol 12:151
38. Fujita H, Kimura K (1966) Methode zur Bestimmung von Mitomycin C in Blutbanken oder Gewebeproben (japanisch). Gam No Rinsho (Clinical Cancer Chemotherapy) 80:65
39. Garnick MB, Schade D, Israel M, Maxwell B, Richie JP (1984) Intravesical doxorubicin for prophylaxis in the management of recurrent superficial bladder carcinoma. J Urol 131:43
40. Green DF, Robinson MRG, Glashan R, Newling D, Dalesio O, Smith PH (1984) Does intravesical chemotherapy prevent invasive bladder cancer? J Urol 131:33
41. Greene LF, Hanash KA, Farrow GM (1973) Benign papillary carcinoma of the bladder. J Urol 110:205
42. Harrison GSM, Green DF, Newling DWW, Richards B, Robinson MRG, Smith PH (1983) A phase II study of intravesical mitomycin C in the treatment of superficial bladder cancer. Br J Urol 55:676
43. Harzmann R (1980) Lokale Hochfrequenz-Hyperthermie beim Harnblasenkarzinom. – Tierexperimentelle und klinische Untersuchungen; Monographie. Urban und Schwarzenberg, München Wien Baltimore

44. Heckl W, Reichert HE, Osterhage HR, Dämmrich J (1986) Oberflächlich wachsende Harnblasentumoren: Progression, Rezidivrate. Verh Ber Dtsch Ges Urol 37:188

45. Heney NM, Nocks BM, Daly JJ, Prout GR, Newall JB, Griffin PP, Perrone TL, Szyfelbein WA (1982) T_a and T_1 bladder cancer; location, recurrence and progression. Br J Urol 54:152

46. Hohenfellner R (1979) Therapierichtlinien für das Prostatakarzinom. In: Jacobi GH, Altwein JE (Hrsg) Beiträge zur Onkologie: Chemotherapie urologischer Malignome. Karger, Basel München Paris London New York Sydney, S 66

47. Huland H, Otto U, Droese M, Klöppel G (1984) Long-term mitomycin C instillation after transurethral resection of superficial bladder carcinoma: Influence of recurrence, progression and survival. J Urol 132:27

48. Huland H, Brachmann W, Hubmann R, Kaufmann EJ, Knipper W (1986) Rezidivprophylaxe oberflächlicher Harnblasenkarzinome, Ergebnisse einer multizentrischen Hamburger Studie. 38. Kongreß der Deutschen Gesellschaft für Urologie, Würzburg, 23.–28. 9. 1986 (Abstract 239)

49. Imamura K, Yoshida H, Maruyama K, Ikenchi T, Yjima N, Oshino Y, Saito T (1979) Studies of intravesical treatment of bladder tumor with combined Mitomycin-C and Dexamethason. Jpn J Clin Urol 30:241

50. Jacobi GH (1979) Stellenwert der systemischen Chemotherapie beim fortgeschrittenen Harnblasenkarzinom. Beiträge zur Onkologie 1. In: Jacobi GH, Altwein JE (Hrsg) Chemotherapie urologischer Malignome. Karger, S 141 ff

51. Jacobs SC, Lawson RK (1982) Pathologic effects of precystectomy therapy with combination intraarterial doxorubicin hydrochloride and local bladder hyperthermia for bladder cancer. J Urol 127:43

52. Jacobs SC, McCellan SL, Maher C, Lawson RK (1984) Precystectomy intraarterial cis-diamminedichloroplatinum II with local bladder hyperthermia for bladder cancer. J Urol 131:473

53. Jakse G, Hofstätter F, Marberger H (1980) Wert der Harnzytologie und der Quadrantenbiopsie bei oberflächlichen Blasenkarzinomen. Aktuel Urol 11:309

54. Jakse G, Bauer WF, Wieland Jacobi GH (1981) Rezidivprophylaxe durch intravesikale Instillationen mit Adriamycin, Mitomycin-C oder VM-26 beim pT_{A-1} Blasenkarzinom. Verh Ber Dtsch Ges Urol 32:351

55. Jakse G, Frommhold H, Marberger H (1983) Combined cis-platinum and radiation therapy in patients with stages pT3 and pTa bladder cancer: a pilot study. J Urol 129:502

56. Jakse G, Fritsch E, Frommhold H (1985) Combination of chemotherapy and irradiation for nonresectable bladder carcinoma. World J Urol 3:121

57. Jones HC, Swinney J (1961) Thiotepa in the treatment of tumors of the bladder. Lancet I:615

58. Kamidono S, Fujii A, Hamani G, Nakano Y, Umezu K, Oda Y, Ishigami J (1984) New preoperative chemotherapy for bladder cancer using combination hemodialysis and direct hemoperfusion: Preliminary report. J Urol 131:36

59. Kato T, Nemoto R, Mori H, Takahashi M, Tamakawa Y (1981) Transcatheter arterial chemoembolisation of renal cell carcinoma with microencapsulated Mitomycin C. J Urol 125:19

60. Kennedy KA, Rockwell S, Sartorelli AC (1980) Referential activation of mitomycin C to cytotoxic metabolites by hypoxic tumor cells. Cancer Res 40:2356

61. Kunze E (1984) Die multifaktorielle Mehrstufenkarzinogenese am Harnblasenurothel. In: Bichler K-H, Harzmann R (Hrsg) Das Harnblasenkarzinom – Epidemiologie, Pathogenese, Früherkennung. Springer, Berlin Heidelberg New York Tokyo, S 37

62. Kurth KH (1987) Persönliche Mitteilungen.

63. Leyh H, Schütz W, Kuntz RM (1986) Lokale Tumorrezidivprophylaxe mit Mitomycin C bei der Behandlung oberflächlicher Harnblasentumoren. Verh Ber Dtsch Ges Urol 37:202

64. Lindberg B, Lote K, Teder H (1984) Biodegradable starch micro spheres – A new medical tool. In: Davis SS, Illum L, McVie IG, Tomlinson E: Microspheres and drug therapy. Pharmaceutical, immunological and medical aspects. Elsevier Science Publishers BV. S 153 ff

65. Lindell B, Aronson KF, Rothman U (1977) Repeated arterial embolisation of rat livers by degradable microspheres. Eur Surg Res 9:347

66. Löffler T, Aigner KH, Hausamen TK (1985) Cisplatin, Mitomycin and 5FU tissue concentrations in hepatic metastases after intraarterial chemotherapy alone and with use of starch microspheres. Proc AACR 26:156

67. Melicow MM (1952) Histological study of vesical urothelium intervening between gross neoplasms in total cystectomy. J Urol 68:261

68. Mishina T, Oda K, Murata S, Ooe H, Mori Y, Takahashi T (1975) Mitomycin C bladder instillation therapy for bladder tumors. J Urol 114:217

69. Mishina T, Murata S, Tanaka K, Miyaboda K, Watanabe K (1975) Experimental and clinical study on the bladder cancer, the third report. J Kyoto Pref Univ Med 84:613

70. Mishina T, Watanabe H (1979) Mitomycin C bladder instillation therapy for bladder tumors. In: Mitomycin C current status and new developments. Academic Press, New York, San Francisco, London, Chapter 22

71. Murphy WM, Soloway MS, Crabtree WN (1981) The morphologic effects of Mitomycin C in mammalian urinary bladder. Cancer 47:2567

72. Murphy WM, Soloway MS, Finebaum PJ (1981) Pathological changes associated with topical chemotherapy for superficial bladder cancer. J Urol 126:461

73. Nishiura T (1968) Effects of Mitomycin-C intracavitary therapy for recurrent bladder cancers. Igako Ayuni 65:637

74. Norpoth K (1984) Grundlagen der Prävention bösartiger Urotheltumoren. In: Bichler K-H, Harzmann R (eds) Das Harnblasenkarzinom – Epidemiologie, Pathogenese, Früherkennung. Springer, Berlin Heidelberg New York Tokyo, S 1

75. Ogawa H (1969) Bladder instillation therapy of bladder tumors with an antitumor drug. Mitomycin C, and a radioisotope p^{32}. I. Fundamental study on bladder instillation of Mitomycin C and p^{32}. Jpn J Urol 60:717

76. Ogawa H (1969) Bladder instillation therapy of bladder tumors with an antitumor drug, Mitomycin C, and a radioisotope p^{32}. III. Fundamental and clinical studies on bladder instillation of MMC and p^{32} (histological changes). Jpn J Urol 60:728

77. Ogawa H (1969) Bladder instillation therapy of bladder tumors with an antitumor drug, Mitomycin C, and a radioisotope p^{32}. IV. Clinical studies on bladder instillation of MMC (plasma level and clinical results). Jpn J Urol 60:746

78. Page BH, Levison VB, Curwen MP (1978) The side of recurrence of non-infiltrating bladder tumours. Br J Urol 50:237

79. Rassweiler J, Miller K, Gumpinger R, Fuchs G, Eisenberger F (1986) Langzeitchemoprophylaxe beim oberflächlichen Harnblasenkarzinom – eine kritische Zwischenbilanz nach 2 Jahren. Verh Ber Dtsch Ges Urol 37:207

80. Reich SD (1979) Clinical pharmacology of Mitomycin C. In: Mitomycin C current status and new developments, Chapter 27. Academic Press, New York San Francisco London

81. Rockwell S, Kennedy KA, Sartorelli AC (1979) Mitomycin C as a prototype bioreductive alkylating agent: in vitro studies of metabolism and cytotoxicity. Int J Radiat Oncol Biol Phys 5:1275

82. Rübben H, Dahm HH, Lutzayer W (1981) Rezidivhäufigkeit und Tumorprogression superfizialer Harnblasenkarzinome. Urologe [A] 20:211

83. Sai E, Hayakava T (1968) Intracavitary therapy for bladder tumors using Mitomycin C. Med Consult New Remedies 5:1933

84. Saito S (1969) Topical chemotherapy for bladder carcinoma. J West Jpn Soc Urol 31:501

85. Schade RO, Swinney J (1968) Precancerous changes in bladder epithelium. Lancet II:943

86. Scher HI, Fair WR, Yagoda A, Sternberg CN, Morse MJ, Herr HW, Sogani PC, Hollander PS, Whitemore WF Jr (1987) Clinical downstaging after neoadjuvant M-VAC for transitional cell carcinoma of the urothelium. AUA 82th Annual Meeting American Urological Association, Inc. Abstract-Band-Nr. 213, S 157 A

87. Schulman CC, Robinson MR, Denis L, Smith PH, Viggiano G, de Pauw M, Dalesio P, Sylvester R, Members of the EORTC GU-Group (1982) Prophylactic chemotherapy of superficial transitional cell bladder carcinoma: an EORTC randomized trial comparing thiotepa, an Epipodophyllotoxin (VM26) and TUR alone. Eur Urol 18:207

88. Schultheis K-H, Harbach H (1984) Untersuchungen über die Pharmakokinetik von Mitomycin nach intraarterieller Infusion bzw. Chemoembolisation. In: Nagel GA, Sauer R, Schreiber HW (Hrsg) Aktuelle Onkologie 10. In: Nagel GA, Bartsch H-H, Bach F (Hrsg) Mitomycin C, Profil eines Zytostatikums. Zuckschwerdt, p 119 ff

89. Selberg W (1964) Zur Morphologie der Harnblasencarcinome. Urologe [A] 3:72
90. Semple JE (1948) Papillomata of the bladder treated with podophyllin, preliminary report. Br Med J 1:1235
91. Sen SE, Zincke H, Keating JP, Hahn RG (1987) Neoadjuvant chemotherapy (M-VAC) prior to cystectomy for high stage (T2–T4NxM0) bladder cancer: Do local pathologic findings suggest a potential for bladder salvage. AUA 82th Annual Meeting American Urological Association, Inc Abstract-Band-Nr 212, p 156 A
92. Shida K, Tatani M, Kato N, Urano E, Oogoshi M, Tazaki H, Ozeki Z, Mitsunaga S, Yajima H, Nakagami Y, Nakamura Y (1967) Treatment of the bladder cancer with instillation of Mitomycin C. Jpn J Clin Urol 21:1057
93. Shipley WU, Einstein AB, Prout GR, Brannen GE, Flanagan MJ, Koontz WE, Pearse H, Barton BA, Englander L, Weinstein R (1987) Cisplatin and full-dose irradiation for patients with invasive bladder carcinoma: The national bladder cancer group experience. AUA 82th Annual Meeting American Urological Association, Inc. Abstract-Band-Nr 208, p 155 A
94. Soloway MS, Murphy W, Rao MK, Cox C (1978) Serial multiple-site biopsies in patients with bladder cancer. J Urol 120:57
95. Soloway MS (1980) Rationale for intensive intravesical chemotherapy for superficial bladder cancer. J Urol 123:461
96. Soloway MS (1980) The management of superficial bladder cancer. Cancer [suppl 7] 45:1856
97. Soloway MS, Murphy WM, De Furia MD, Crooke S, Finebaum P (1981) The effect of Mitomycin C on superficial bladder cancer. J Urol 125:646
98. Soloway MS, Masters S (1980) Urothelial susceptibility to tumor cell implantation. Influence of cauterization. Cancer 46:1158
99. Sternberg CN, Yagoda A, Scher HI, Herr HW, Morse MJ, Sogani PC, Watson RC, Hollander PS, Withmore WF Jr (1987) Long-term survival in advanced urothelial cancer with M-VAC: The first two years of accrual. AUA 82th Annual Meeting American Urological Association, Inc Abstract-Band-Nr 214, p 157 A
100. Stoter G (1985) Chemotherapy for metastatic bladder carcinoma. World J Urol 3:110
101. Streffer C (1987) Hyperthermia and the therapy of malignant tumors. Recent results in cancer research 104 (Übersicht). Springer, Berlin Heidelberg New York London Paris Tokyo
102. Studer UE, Wallace DMA, Ruchti E, Zingg EJ (1985) The role of pelvic lymphnode metastases in bladder cancer. World J Urol 3:98
103. Tuma RF, Forsberg IO, Agerup B (1982) Enhanced uptake of actinomycin D in the dog kidney by simultaneous injection of degradable starch microspheres into the renal artery. Cancer 50:1
104. Tuma RF (1984) The use of degradable starch microspheres for transient occlusion of blood flow and for drug targeting to selected tissues. In: Davis SS, Illum L, McVie JG, Tomlinson E (eds) Microspheres and drug therapy. Pharmaceutical, immunological and medical aspects. Elsevier Science Publishers B.V., Amsterdam New York Oxford, p 189 ff
105. Veenema RJ (1962) Bladder carcinoma treated by direct instillation of Thiotepa. J Urol 88:60
106. Wallace DMA, Hindmarsh JR, Webb JN, Busuttil A, Hargreave IB, Newsom JE, Chisholm GD (1979) Br J Urol 51:535
107. Watkins E Jr, Kahzei AM, Nahra KS (1970) Surgical basis for arterial infusion chemotherapy and disseminated carcinoma of the liver. Surg Gynecol Obstet 130:580
108. Whitmore WF (1983) Management of invasive bladder neoplasms. Semin Urol 1:34
109. Zingg EJ (1982) Maligne Tumoren der Harnblase. In: Hohenfellner R, Zingg EJ (Hrsg) Urologie in Klinik und Praxis, Band 1, Thieme, S. 520 ff

Transurethrale lokale Hochfrequenzhyperthermie des Harnblasenkarzinoms

R. Harzmann[1], K.-H. Bichler[2] und D. Gericke[3]

Experimentelle und klinische Grundlagen der Hyperthermie

Experimentelle wie klinische Onkologie und hier insbesondere die radiologische Onkologie haben in jüngerer Zeit eine Fülle von Daten zur Tumortherapie durch Hyperthermie vorgelegt. Diese Behandlung basiert auf der Tatsache, daß Tumor- und Normalgewebe eine differente Thermosensitivität aufweisen [37]. So zeigen Melanozyten auf eine zeitlich limitierte Hyperthermieeinwirkung von 42 °C nur passagere Funktionsstörungen, während maligne transformierte Melanozyten, d. h. Zellen des malignen Melanoms durch die Hyperthermie irreversibel geschädigt werden. Der tumorwirksame Temperaturbereich liegt zwischen 42 und 45 °C. Hierbei bestehen klare Zusammenhänge mit der Dauer der Wärmeanwendung (Dosis-Zeit-Konstante) [1, 10, 11, 14, 21]. Insgesamt hat sich gezeigt, daß ein Temperaturbereich von 42 bis 43° und eine Anwendungszeit von 1 bis 2 Stunden besonders tumorwirksam sind. Unter diesem therapeutischen Niveau liegende Temperaturen können demgegenüber unerwünschte Effekte haben. In Tumorgewebekulturen wird erst jenseits von 41 °C eine Reduzierung der Sauerstoffaufnahme festgestellt, während Temperaturen zwischen 37 und 41 °C zunächst zu einer Steigerung des O_2-Verbrauchs führen, der als Ausdruck einer Aktivierung von Zellfunktionen verstanden werden muß (Abb. 1) [5, 6, 11, 14, 15]. Hier sind Zusammenhänge mit der vereinzelt beschriebenen Tumorpropagation bzw. Progression infolge insuffizienter Hyperthermie zu sehen [9].

Diese Zusammenhänge sind als ein wesentlicher Grund dafür anzusehen, daß sich die *Ganzkörperhyperthermie* – z. B. beim diffus metastasierenden Malignom – nicht durchsetzen konnte. Aus Gründen physiologischer Grundbedingungen ist diese Therapiemodalität nicht geeignet, tumorwirksame Temperaturen zu erreichen, ohne daß schwere Nebenwirkungen an der zentralen Steuerung von Atmung und Blutdruck auftreten. Darüber hinaus führt die Ganzkörperhyperthermie – offensichtlich durch direkte Schädigung des lymphatischen Systems – zur Immunsuppression [4–6, 13, 32]. Ungeklärt ist bisher, warum Temperaturen zwischen 42 und 45 °C normales Gewebe allenfalls passager, Tumorgewebestrukturen jedoch definitiv schädigen. Verschiedene Autoren diskutieren Hyperther-

[1] Urologische Klinik, Zentralklinikum, Stenglinstraße, D-8900 Augsburg 1.
[2] Abteilung für Urologie, Eberhard-Karls-Universität Tübingen, Calwer Straße, D-7400 Tübingen.
[3] Hoechst AG, D-6000 Frankfurt/M.

Therapie des Harnblasenkarzinoms
(K.-H. Bichler, St. H. Flüchter u. W. L. Strohmaier, Hrsg.)
© Springer-Verlag Berlin Heidelberg 1988

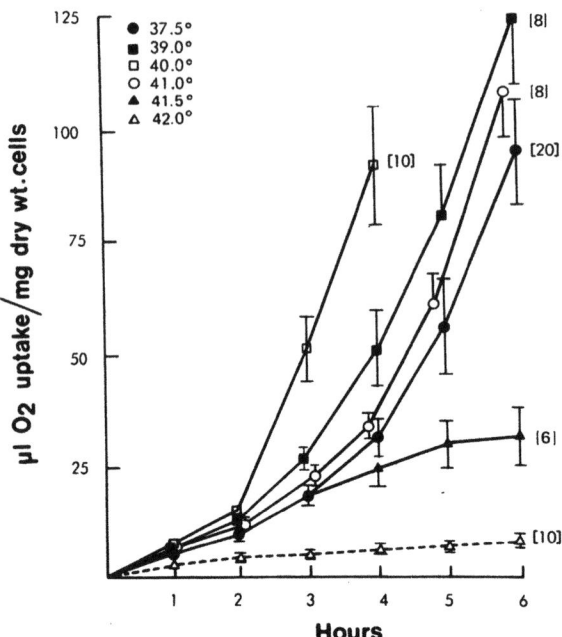

Abb. 1. Steigerung der O_2-Aufnahme des Gewebes in Abhängigkeit vom Temperaturanstieg von 37,5 bis 40°, Abnahme bei 41,5 und 42°. (Nach [10])

mie-induzierte Membranveränderungen als Ursache dieses Phänomens [10, 11, 30]. Überzeugend erscheinen Daten, die dafür sprechen, daß die thermische Schädigung des Tumors auf temperaturbedingte *Veränderungen der Mikrozirkulation* zurückzuführen ist. Die atypische Gefäßphysiologie des Tumors bedingt, daß die Erwärmung nicht über eine reaktive Gefäßdilatation ausgeglichen werden kann, weswegen bei der experimentellen lokalen Hyperthermie Wärmeakkumulationen bzw. thermische Aufladungen des Tumors resultieren. Eigene Untersuchungen zur Effektivität einer *lokalen Hyperthermie* beim experimentellen Harnblasentumor des Kaninchens haben gezeigt, daß der Wärmegradient zwischen Normalgewebe und Tumorgewebe bis zu 7 °C betragen kann (Abb. 2) [13]. Die Wirksamkeit einer lokalen Hyperthermie beim metastasierenden Tumor – wie sie experimentell und klinisch mehrfach beschrieben wurde – wird durch Hyperthermie-induzierte Immunreaktionen erklärt [1, 4–6, 13, 19]. So wurden nach lokaler Hyperthermie Veränderungen der Tumorzellantigenität bzw. der zellulären Immunität und eine Aktivierung von Makrophagen-Antigen-T-Zell-Interaktionen, des Makrophagensystems und von T-Lymphozyten festgestellt [1, 4, 13]. In die gleiche Richtung geht die Beobachtung, daß bei immunsupprimierten Tieren wesentlich rascher als bei unbehandelten Tumortieren eine Thermoresistenz auftritt [4].

    Hinsichtlich der Kombinierbarkeit der lokalen Hyperthermie mit anderen Behandlungsverfahren ist die Tatsache erwähnenswert, daß euoxische im Gegensatz zu anoxischen Tumorarealen schlecht oder aber überhaupt nicht auf die Hyperthermie ansprechen. Da die Strahlenbehandlung demgegenüber jedoch gerade euoxische Tumorbezirke erfaßt und in anoxischen Arealen nahezu unwirksam ist, bietet sich die Kombination von Strahlentherapie und Hyperthermie

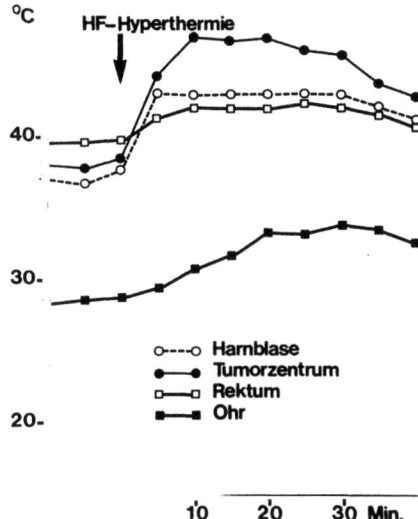

Abb. 2. Hochfrequenz-Hyperthermie als Ursache des "thermal loading" des Tumors gegenüber seiner Umgebung

auch für klinische Fragestellungen an [3, 16, 28, 29]. Da die Hyperthermie in der Lage ist, nicht nur das Tumorgewebe, sondern auch das Normalgewebe gegenüber der Strahlenwirksamkeit zu sensibilisieren, erscheint es notwendig, die Strahlentherapie jeweils *vor* der Hyperthermie durchzuführen.

Hyperthermieverfahren

Die bisher vorliegenden Arbeiten zur *lokalen Hyperthermie* haben zur Herstellung therapeutischer Temperaturen arterielle Perfusion, Wasserbad, Körperhöhlenperfusion, Ultraschall oder Mikrowelle bzw. Wechselstrom unterschiedlicher Wellenlängen verwandt [2, 13–18, 34–36], wobei mit Ausnahme der Untersuchungen von Babayan [2], Ogura [34] und Rigotti [35] primär klinisch behandelt wurde in Form einer Monotherapie oder in Kombination mit Zytostase oder Strahlen. Die seit 1967 vorgelegten Arbeiten zur lokalen Hyperthermie des Harnblasenkarzinoms verwandten eine *hypertherme Spülwasserzirkulation* im Harnblasenlumen [7, 12, 20, 23–26, 31, 33]. Technisch wurde dabei so vorgegangen, daß eine Spülflüssigkeit mit definierter Temperatur mit Hilfe einer Rollenpumpe in das Harnblasenlumen gespült wurde, wobei Temperaturmessungen am Ein- und Ausgang der Spülflüssigkeit erfolgten. Zu diesen Publikationen ist kritisch anzumerken, daß exakte tierexperimentelle Untersuchungen an Modelltumoren der Harnblase fehlen und die klinischen Daten aufgrund gravierender Unterschiede von Stadienzuordnung, Kontrollkriterien und Kontrollzeiträumen wenig aussagekräftig erscheinen. Die mit der Spülwasserzirkulation erzielte lokale Hyperthermie führte in Form der Monotherapie beim Harnblasenkarzinom in 13 bis 20% der Fälle zur kompletten Remission und in 51 bis 83% der Fälle zur partiellen Remission. Die wesentliche Kritik an diesem therapeutischen Verfahren zielt auf die Behandlungsmethodik, die allenfalls in der Lage ist, in oberflächlichen Harnblasenwandanteilen die therapeutisch wirksame Temperatur von 43 °C zu erzielen. So zeigten eigene Untersuchungen, die an tumorfreien und tumortragenden Harnblasen des Hundes durchgeführt wurden, daß die hypertherme Spülwasserzirkulation tiefe Wandabschnitte nicht erreicht, da infolge reaktiver Gefäßweitstellung ein rascher Wärmeabtransport erfolgt. Daraus ergibt sich ein Temperaturabfall vom Urothel zur Adventitia von bis zu 4 °C [13–16]. Das Problem dieser Technik der lokalen Hyperthermie liegt demnach darin, daß eine inhomogene Erwärmung der verschiedenen Harnblasenwandabschnitte resultiert, weswegen die Gefahr besteht, daß eine subtherapeutische Temperaturerhöhung in tiefer liegenden Tumorabschnitten erfolgt mit der Möglichkeit, entgegen den therapeutischen Absichten eine Tumorpropagation zu bewirken.

Lokale Hochfrequenzhyperthermie

Aus diesem Grunde zielten eigene Untersuchungen primär darauf, anstelle der Spülwasserzirkulation eine Technik zu verwenden, die eine homogene Harnblasenwanderwärmung auf therapeutischem Niveau gewährleistet. Erste tierexperimentelle Untersuchungen zeigten, daß die Anwendung hochfrequenten Stromes geeigneter Wellenlänge in der Lage ist, die Harnblasenwand anstelle der oberflächlichen, inhomogenen Erwärmung durch Spülwasserzirkulation homogen zu erwärmen. Um Aussagen zu der Frage zu erhalten, welche Stromqualitäten und welche Harnblasenfüllungsmedien eine homogene Harnblasenwanderwärmung gewährleisten können, wurden zunächst Phantome der Beckenregion entwickelt, die die gleiche elektrische Leitfähigkeit wie Strukturen des kleinen Beckens haben. Dabei zeigte sich, daß hochfrequenter Wechselstrom des Langwellenbereiches (500 kHz, 1000 m Wellenlänge) und ein Harnblasenfüllungsmedium mit einer spezifischen elektrischen Leitfähigkeit von 3,5 mS/cm entsprechend 0,17%igem NaCl diese Forderungen in idealer Weise erfüllen. Diese spezifische elektrische Leitfähigkeit entspricht der von Muskulatur[1] [14]. Die Stromdichteverteilung ergab dabei nahezu ideale homogene Erwärmungsverhältnisse unter der Voraussetzung einer kugelförmigen Konfiguration der Harnblase (Abb. 3a und b). Ausgehend von diesen Daten wurden für die Anwendung im Tierversuch eine optisch kontrollierbare aktive Innenelektrode und eine gürtelförmig dem Unterbauch angelegte inaktive Außenelektrode entwickelt, daneben Steuerungsmechanismen zur Aufrechterhaltung einer Harnblasenwandtemperatur von 43 °C (Abb. 4). Die durch den Hochfrequenzgenerator erzeugten Temperaturen wurden registriert und geregelt über transurethral oder durch suprapubische Punktion eingebrachte Miniaturthermoelemente. Um eine Wärmeakkumulation in unmittelbarer Nähe der Hochfrequenzabstrahlzone zu vermeiden, erfolgte eine Kühlwasserzirkulation mit Hilfe einer Rollenpumpe und eines Wärmeaustauschers. Weil thermische Nebenwirkungen an Harnröhre und Harnblase zu befürchten waren, wurden Schaft und Instrumentenspitze teflonisoliert.

---

[1] Prof. Dr. G. Flachenecker, Prof. Dr. K. Fastenmeier, Fachbereich Elektrotechnik der Hochschule der Bundeswehr, 8014 Neubiberg.

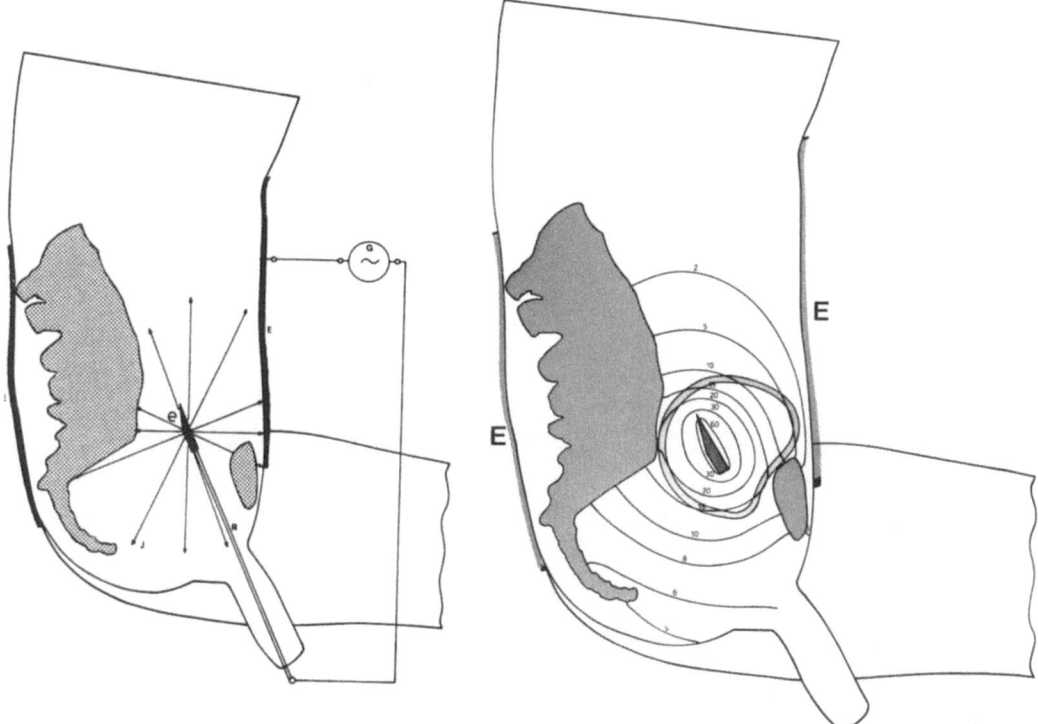

Abb. 3. Stromdichteverteilung bei der experimentellen transurethralen Hochfrequenz-Hyperthermie im Phantom (E = inaktive Außenelektrode, e = aktive Innenelektrode)

Da eine primäre klinische Anwendung nicht vertretbar erschien, wurden zunächst Untersuchungen zur Etablierung zweier verschiedener Tiertumormodelle durchgeführt. Zum einen wurde das Brown-Pearce-Karzinom des Kaninchens transurethral in die Harnblase transplantiert, zum anderen mit Hilfe von Fanft und Pellets Urothelkarzinome der Hundeharnblase induziert. Abb. 5 zeigt ein Urothelkarzinom der Hundeharnblase (G_3) 12 Monate nach Beginn der Induktion. Als Folge der Temperatureinwirkung von 43 °C, die an drei aufeinander folgenden Tagen über jeweils 60 Minuten durchgeführt wurde, zeigte sich am Beispiel des Brown-Pearce-Karzinoms der Harnblase als Frühveränderung eine rasche Nekrotisierung des behandelten im Gegensatz zum unbehandelten Tumor (Abb. 6). Spätveränderungen im makroskopischen Bild waren 3 Wochen nach Therapie deutliche Tumorvolumenreduktionen (Abb. 7). Die mittels transurethraler lokaler Hochfrequenzhyperthermie behandelten Tiere überlebten länger als unbehandelte Tiere und hatten seltener Metastasen. Histologisch fanden sich ausgedehnte Tumornekrosen, die jedoch in keinem Fall komplett waren. Als wesentliche weitere Beobachtung fand sich eine lediglich passagere hyperthermiebedingte Schädigung des dem Tumorgewebe benachbarten normalen Gewebes in Form von Blasenbildung und Ballonierung des Urothels bzw. suburothelialer Strukturen [13]. Entdifferenzierte Tumoren der Hundeharnblase sprachen we-

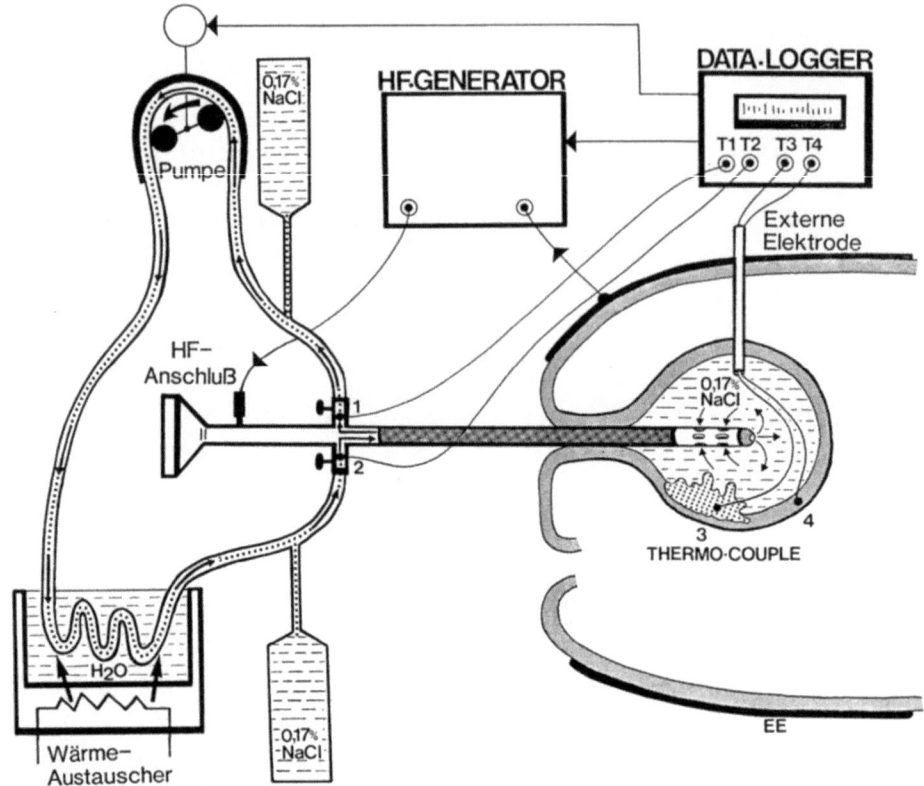

Abb. 4. Schema der Technik der transurethralen, lokalen Hochfrequenz-Hyperthermie des Harnblasen-Karzinoms

sentlich besser auf die lokale Hyperthermie an als G_1-Tumoren, die ebenso wie das normale Urothel überwiegend passagere Veränderungen aufwiesen [14].

Aufgrund der experimentellen Daten wurde 1977 begonnen, dieses Verfahren auch klinisch anzuwenden, wobei dies primär unter rein palliativer Zielsetzung und zunächst in Form einer Monotherapie erfolgte. Inzwischen wurden 92 Patienten (56 Männer und 36 Frauen) mit mehrfach vorbehandeltem (transurethrale Resektion, Harnblasenteilresektion, Kryotherapie, Formalinbehandlung, Strahlentherapie) behandelt, wobei es sich in mehr als 90% der Fälle um T_2- bis T_4-Tumoren mit schlechtem Differenzierungsgrad handelte. 96% der Patienten hatten Urothelkarzinome, die verbleibenden 4% Plattenepithelkarzinome, Adenokarzinome, Harnblasensarkome oder Metastasen eines urothelialen Nierenbeckenkarzinoms. Die Fünfjahres-Überlebensrate all dieser Patienten betrug 19%, letztlich vergleichbar den Ergebnissen der Salvage-Zystektomie. Wesentliche klinische Beobachtung war die Verkleinerung der Tumoren (Abb. 8), das Sistieren von Blutungen bzw. Tumorfreiheit nach transurethraler Resektion in 17% der Fälle bzw. in 7 von 12 Fällen, in denen nach der Hyperthermie eine Zystektomie durchgeführt worden war. Histologisch fanden sich als Frühverän-

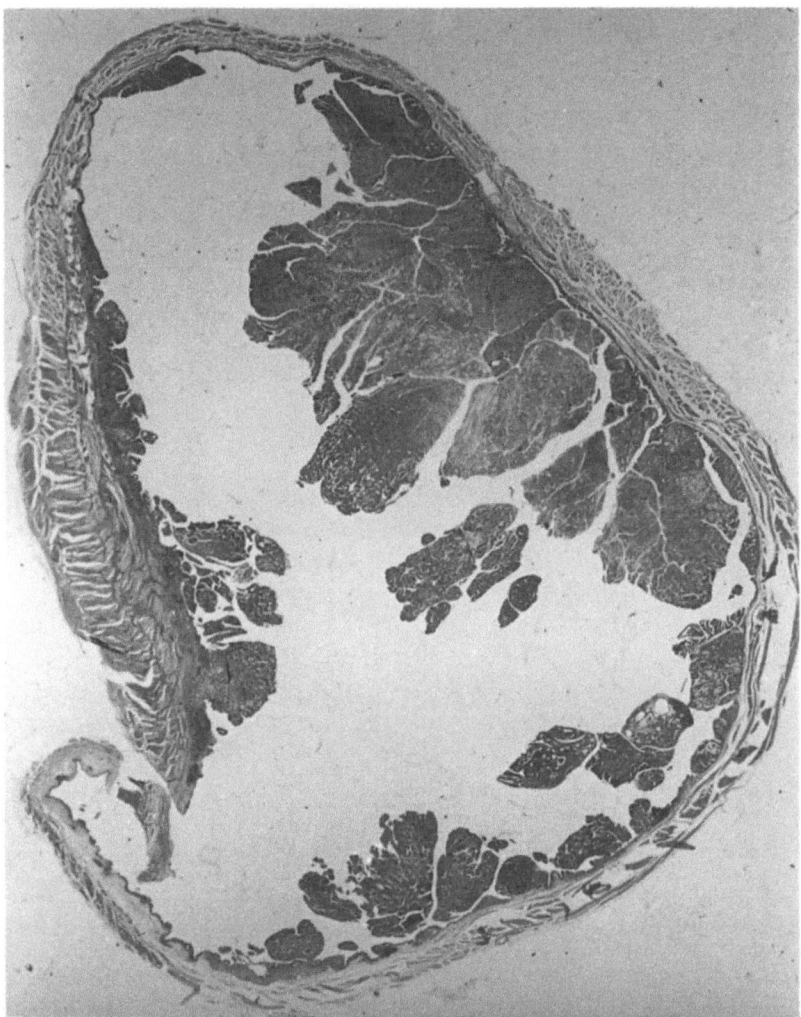

Abb. 5. Urothel-Karzinom der Hundeharnblase im Großflächen-Dünnschnitt

derung Gruppenzellnekrosen, 7 Tage nach der lokalen Hyperthermie subtotale Tumornekrosen und im Spätbefund Stromahyalinosen (Abb. 9). Diese Stroma-hyalinosen sind als bindegewebiger Ersatz des Karzinomgewebes zu verstehen, wobei dieser jedoch in keinem Fall den gesamten Tumor betraf. Vielmehr waren in der Nachbarschaft von Gefäßen, also in euoxischen Tumorarealen, Reste vitalen Tumorgewebes festzustellen.

Die bisher vorliegenden Daten lassen die Aussage zu, daß die lokale transurethrale Hochfrequenzhyperthermie in der Lage ist, einen palliativen Effekt auf das Tumorgewebe insbesondere dann auszuüben, wenn entdifferenzierte Tumoren vorliegen. Die Hyperthermie in Form der Monotherapie erscheint jedoch nicht geeignet, als kuratives Konzept beim Harnblasenkarzinom eingesetzt zu

R. Harzmann et al.

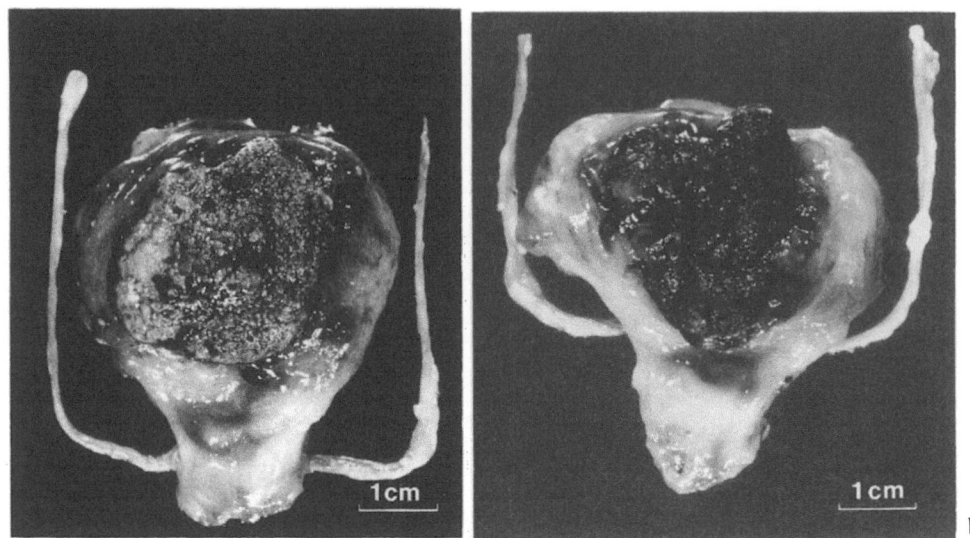

Abb. 6a, b. Brown-Pearce-Karzinom der Kaninchen-Harnblase: **a** unbehandelter Tumor, **b** lokal hyperthermierter Tumor 7 Tage nach Therapie

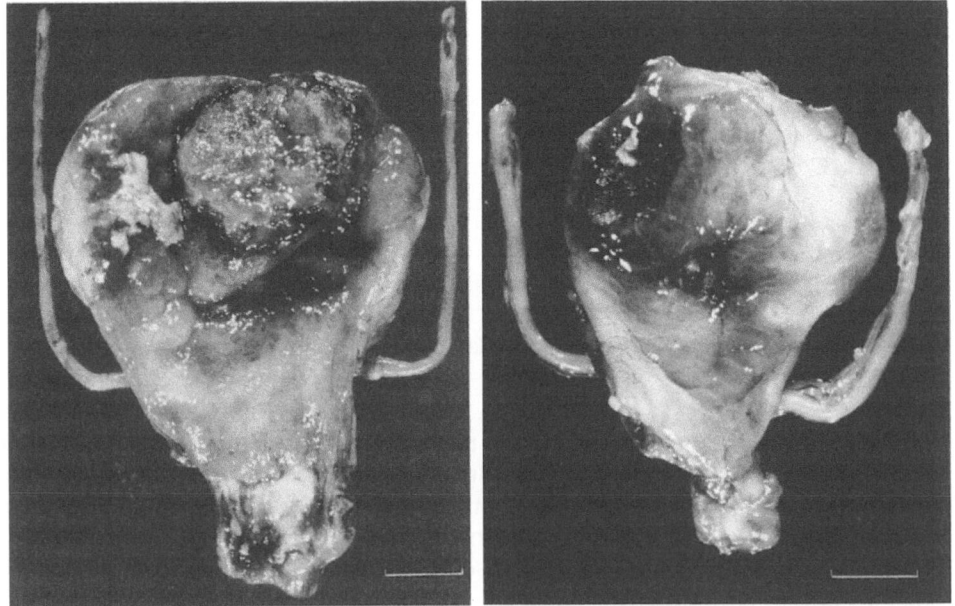

Abb. 7a, b. Brown-Pearce-Karzinom der Kaninchen-Harnblase: **a** unbehandelter Tumor, **b** lokal hyperthermierter Tumor 21 Tage nach Therapie

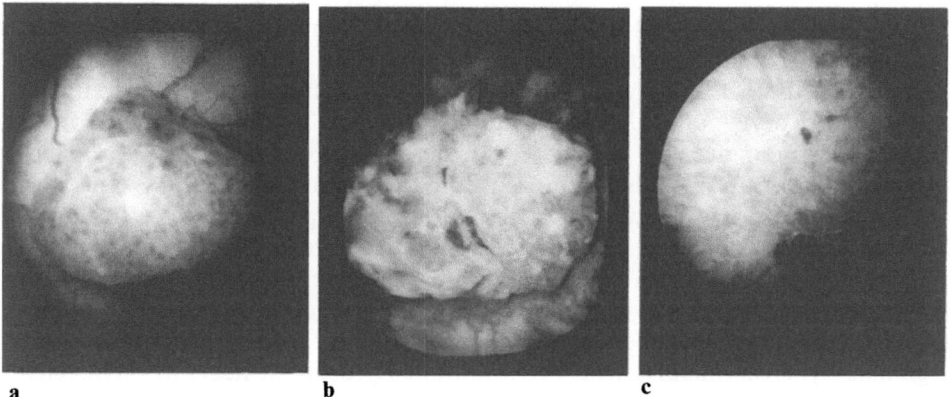

a b c

Abb. 8 a–c. Metastase eines Nierenbecken-Karzinoms in der Harnblase: **a** vor der Behandlung, **b** 3 Tage und **c** 3 Wochen nach transurethraler, lokaler Hochfrequenzhyperthermie

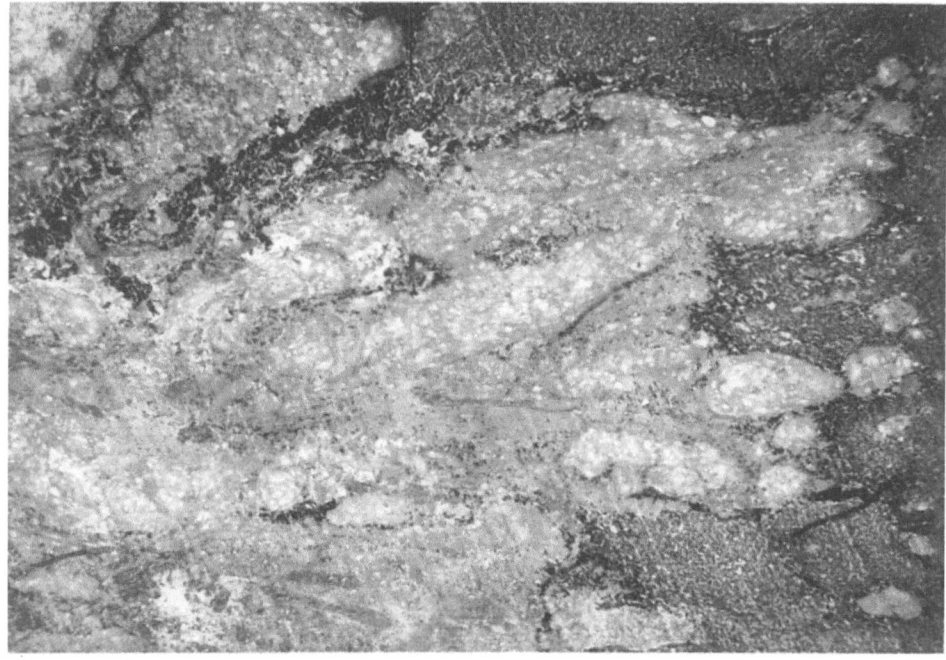

Abb. 9. Stromhyalinose nach transurethraler, lokaler Hochfrequenzhyperthermie eines T_3G_3-Urothel-Karzinoms der Harnblase

werden. Hier sind neben der Kombination mit der Strahlentherapie vor allen Dingen auch die diversen Möglichkeiten einer additiven lokalen, regionären bzw. systemischen Chemotherapie zu diskutieren. Neuere Publikationen berichten über synergistische Effekte von lokaler Hyperthermie und Chemotherapie insbesondere bei Cervix- und Uteruskarzinomen [8, 22, 27, 38]. Hinsichtlich ihrer Kombinierbarkeit mit der lokalen Hyperthermie wurden bisher Doxorubicin, Mitomycin, Bleomycin, Cis-Platin, Ifosfamid, 5-Fluoro-Uracil und Vincristin untersucht. Dabei erwies sich die Kombination von Hyperthermie mit Ifosfamid, Bleomycin bzw. Cis-Platin als besonders effektiv. Eigene Untersuchungen, die eine lokale Instillation von Mitomycin und Adriamycin mit der lokalen transurethralen Hochfrequenzhyperthermie kombinierten, hatten keine der hyperthermischen Monotherapie überlegenen Ergebnisse. Hier eröffnen sich durch die regionale hypertherme arterielle Perfusion mit Zytostatika neue, aussichtsreich erscheinende Kombinationsmöglichkeiten [8]. Dies entspricht letztlich der von Jacobs [20] propagierten Technik, die auf die Ergebnisse von Stehlin et al. [37] zurückgeht. Letztere berichteten bereits 1979 über 11-Jahres-Erfahrungen mit der hyperthermen Chemoperfusion von Extremitäten bei malignen Melanomen und Sarkomen dieser Region. Die von ihm erzielten Ergebnisse sind besser als alle bisher mit Hilfe von Chemotherapie, Strahlen oder Operation erzielten Resultate.

Es bleibt abzuwarten, ob mit Hilfe neuerer Techniken, die externe Wärmeapplikatoren verwenden und damit in ihrer Anwendung unproblematischer sind, Fortschritte in der lokalen Hyperthermie des Harnblasenkarzinoms gemacht werden können. Es zeichnet sich ab, daß diese Fortschritte nicht mit Hilfe einer hyperthermen Monotherapie, sondern durch Kombination von regionärer oder systemischer Chemotherapie bzw. Strahlentherapie erzielt werden können.

Literatur

1. Alfieri AA, Hahn EW, Kim JH (1981) Role of cell-mediated immunity in tumor eradication by hyperthermia. Cancer Res 41:1301–1305
2. Babayan RK, Lele PP, Sela M, deVere White R (1981) Hyperthermia in the treatment of genitourinary malignancy – a preliminary report. Am Urol Ass 76:116
3. Cockett ATK, Kazmin M, Nakamura R, Fingerhut A, Stein JJ (1967) Enhancement of regional bladder megavoltage irradiation in bladder cancer using local bladder hyperthermia. J Urol 97:1034–1039
4. Dickson JA, Shah SA (1982) Hyperthermia: the immune response and tumor metastasis. Natl Inst Drug Abuse Res Monogr Ser 61:183–192
5. Dietzel F (1975) Tumor und Temperatur. Monographie. Urban & Schwarzenberg, München Berlin Wien
6. Dietzel R (1978) Thermo-Radio-Therapie. Monographie. Urban & Schwarzenberg, München Wien Baltimore
7. England HR, Anderson JD, Minasian H, Marshall VR, Molland EA, Blandy JP (1976) The therapeutic application of hyperthermia in the bladder. Br J Urol 47:849–852
8. Flüchter SH, Bichler KH, Walter E, Laberke HG, Müller-Schauenburg W, Nelde HJ, Rothe KF (1986) Intraarterielle synchrone Mikrospheren-Zytostatika-Infusion urologischer Tumoren. In: Nagel GH, Sauer R, Schreiber HW (Hrsg) Aktuelle Onkologie 28, Mitomycin 85 – Klinik, Pharmakologie, Perspektive. Zuckschwerdt, S 172
9. Gericke D (1973) Methoden zur Testung von Substanzen auf cytostatische Wirksamkeit. Münch Med Wochenschr 115:833–838

10. Giovanella BC, Morgan AC, Stehlin JS, Williams LJ (1973) Selective lethal effect of supra-
    normal temperatures on mouse sarcoma cells. Cancer Res 33:2568–2578
11. Giovanella BC, Stehlin JS, Morgan AC (1976) Selective lethal effect of supranormal temper-
    atures on human neoplastic cells. Cancer Res 36:3944–3950
12. Hall RR, Schade ROK, Swinney J (1974) Effects of hyperthermia on bladder cancer. Br
    Med J 2:593–594
13. Harzmann R, Bichler KH, Gericke D, Altenähr E, Dietzel F (1978) Lokale Hochfrequenz-
    Hyperthermie des Brown-Pearce-Karzinoms der Harnblase des Kaninchens. Urologe [A]
    17:130–134
14. Harzmann R (1980) Hochfrequenz-Hyperthermie beim Harnblasenkarzinom. Monogra-
    phie. Urban & Schwarzenberg, München Wien Baltimore
15. Harzmann R, Bichler KH, Fastenmeier K, Flachenecker G, Gericke D (1980) Trans-
    urethrally applied local high frequency hyperthermia for treatment of urinary bladder
    carcinoma. In: Arcangeli G, Mauro F (eds) Hyperthermia in radiation oncology. Masson,
    Mailand
16. Harzmann R, Bichler KH, Altenähr E, Flachenecker G, Fastenmeier F (1980) Experimen-
    telle Grundlagen und klinische Ergebnisse der transurethralen lokalen Hochfrequenzhyper-
    thermie beim Harnblasen-Karzinom. Verh Dtsch Ges Urol 31:101–104
17. Harzmann R, Bichler KH, Gericke D (1981) Combined therapy of urinary bladder cancer
    with locally applied RF-hyperthermia and adriamycin-instillation. Experimental and clini-
    cal findings. Strahlenther Oncol 157:618
18. Harzmann R, Flüchter STH, Bichler KH, Altenähr E (1984) Harnblasenkarzinom:
    Effektivitätssteigerung der lokalen Zytostase durch transurethrale Hochfrequenzhyperther-
    mie? In: Huland H, Klosterhalfen H (eds) Therapie und Rezidivprophylaxe oberflächlicher
    Harnblasenkarzinome. Thieme, Stuttgart New York, S 20–30
19. Jzumi A (1982) Effect of hyperthermia on the host immunocompetence. Nippon Gan
    Chiryo Gakkai Shi 17:1255–1263
20. Jacobs St, Lawson RK (1982) Pathologic effects of precystectomy therapy with combination
    intra-arterial doxorubicin hydrochloride and local bladder hyperthermia for bladder cancer.
    J Urol 127:43–47
21. Kishimoto T, Okada K, Takimoto Y, Kitajima K, Kumagai S (1975) Hyperthermic treat-
    ment for the bladder tumor. I. Clinical study. Jpn J Urol 66:485–492
22. Kubota Y (1981) Hyperthermic therapy of the bladder cancer. II. The kinetics of cell killing
    by hyperthermia plus bleomycin. Nippon Hinyokika Gakkai Zasshi 72:735–741
23. Ludgate CM, McLean M, Carswell GF, Newsam JE, Pettigrew RT, Selby Tulloch W (1976)
    Hyperthermic perfusion of the distended urinary bladder in the management of recurrent
    transitional cell carcinoma. Br J Urol 47:841–848
24. Ludgate CM, McLean N, Tulloch WS (1979) Hyperthermic irrigation of bladder in treat-
    ment of transitional cell carcinoma: its effectiveness in controlling persistent haematuria. J
    R Soc Med 72:336–340
25. Lunglmayr G, Kellner G, Czech K (1971) Selektive Wirkungssteigerung von Thiotepa auf
    oberflächliche Harnblasentumoren durch Harnblasenhyperthermie. Acta Chir Austriaca
    4:123–128
26. Lunglmayr G, Czech K, Weissenhofer W, Kellner G, Zechert F (1973) Experimentelle
    Untersuchungen über die Wirkung temporärer Hyperthermie auf Blasentumoren. Urol Int
    28:314–321
27. Miyao J (1982) Experimental studies on thermochemotherapy. Nippon Sanka Fujinka
    Gakkai Zasshi 34:1691–1698
28. Moricca G, Cavaliere R, Caputo A, Bigotti A, Colistro F (1977) Hyperthermic treatment
    of tumors: experimental and clinical applications. In: Rossi-Fanelli et al. (eds) RRCR –
    Selective heat sensitivity of cancer cells. Springer, Berlin Heidelberg New York, pp 112–152
29. Nakajima K (1980) Enhanced cell killing by hyperthermia and irradiation in KK-47 cells.
    Nippon Hinyokika Gakkai Zasshi 71:363–377
30. Nakamura Y (1979) Hyperthermic treatment for the bladder tumor. III. Ultrastructural
    study. Nippon Hinyokika Gakkai Zasshi 70:410–422
31. Nemoto R, Kato T, Mori H, Iwata K, Harada M (1982) Hyperthermic irrigation of urinary
    bladder tumor in rabbits. Tohoku J Exp Med 137:199–205

32. Neumann H, Fabricius HA, Engelhardt R (1982) Moderate wholebody hyperthermia in combination with chemotherapy in the treatment of small cell carcinoma of the lung: a pilot study. Natl Inst Drug Abuse Res Monogr Ser 61:427–429
33. Newsam JE, Law HT (1982) Hyperthermic perfusion of the distended urinary bladder in the management of recurrent transitional cell carcinoma. Br J Urol 54:64–65
34. Ogura K, Kagawa S, Kurokawa K (1981) Effect of hyperthermia on experimental bladder tumors. Eur Urol 7:100–104
35. Rigotti E, Fontana D, Negri GL, Palestro G, Randone DF, Borgno M (1977) Resultats de l'hyperthermie sur les carcinomes de la vessie du chien. J Urol Nephrol 83:175–184
36. Rivin BD, Longo FW, Tomashefsky P (1980) Ultrasonic hyperthermia system for tumor irradiation. Med Instrum 14:325–328
37. Stehlin JS, Giovanella BC, de Ipolyi PD, Anderson RF (1979) Results of eleven years' experience with heat perfusion for melanoma of the extremities. Cancer Res 39:2255–2257
38. Tacker JR, Anderson RU (1982) Delivery of antitumor drug to bladder cancer by use of phase transition liposomes and hyperthermia. J Urol 127:1211–1214

Laserbehandlung von Urogenital-Tumoren

A. Hofstetter[1]

Einleitung

Von den zahlreichen Experimenten und Versuchen, Laser für die Urologie nutzbar zu machen, blieb lediglich die offene endoskopische Neodym-YAG-Laseranwendung zur Zerstörung von tumorösem Gewebe. Andere Versuche, wie das Schneiden mit dem CO_2-Laser oder die Blutstillung mit dem Neodym-YAG-Laser brachten klinisch keine erkennbaren Vorteile gegenüber den konventionellen Methoden. Um die Behandlung von Harnröhrenstrikturen oder Blasenauslaßengen mit dem Neodym-YAG-Laser ist es ebenfalls „ruhig" geworden [2]. Lediglich der Argon-Laser scheint bei dieser Indikation erfolgreich zu sein [12]. Unklar ist auch noch die klinische Bedeutung der endoskopischen Tumorzerstörung mit sog. DYE-Lasern nach Sensibilisierung der Tumorzellen mit Hämatoporphyrin-Derivaten. Warum letzten Endes zur Zeit nur der Neodym-YAG-Laser bei der Tumorbehandlung eine entscheidende klinische Rolle spielt, hängt mit den biophysikalischen Eigenschaften dieses Lasers [1, 3, 5, 9, 10] und der inzwischen von uns in vieler Hinsicht getesteten Leistungsfähigkeit zusammen [7, 8, 11, 14].

Bestrahlungsdosis

Wir wenden den Neodym-YAG-Laser zur Zerstörung von Blasentumoren seit dem 1. Juni 1976 an. Der besondere Vorteil dieses Verfahrens liegt in der kontaktlosen Zerstörung der Tumoren, so daß eine Tumorzellaussaat während des Eingriffes, im Gegensatz zur transurethralen Resektion [13], nicht zu erwarten ist. Benutzt man Wasser als Spülflüssigkeit bei einer Laserleistung von 40 Watt, ist das Eindringvermögen ca. 6 mm. Energieverluste während der Bestrahlung entstehen vor allem durch Wärmeleitung und Absorption des gestreuten Lichtes im Nachbargewebe. Hierbei ist natürlich die Darmwand an der Blasenhinterwand besonders gefährdet. Durch die Messung räumlicher und zeitlicher Temperaturprofile auf der Blasenwandserosa konnten wir eine optimale Bestrahlungsdosis eruieren, die einerseits den Tumor in der Blasenwand total zerstört und andererseits die Wärmeschäden am umgebenden Gewebe so gering als möglich hält [9,

---

[1] Urologische Klinik und Poliklinik der Medizinischen Universität zu Lübeck, Ratzeburger Allee 160, D-2400 Lübeck 1.

Therapie des Harnblasenkarzinoms
(K.-H. Bichler, St. H. Flüchter u. W. L. Strohmaier, Hrsg.)
© Springer-Verlag Berlin Heidelberg 1988

Tabelle 1. Gewebsveränderungen in Abhängigkeit von der Energie der Laserbestrahlung in Luft und unter Wasser

Methode	Energie (Joule)	Eindringtiefe (mm)	Oberflächenveränderung
Bestrahlung in Luft	120	3	Weißverfärbte Oberfläche entsprechend dem Strahlendurchmesser
	500	3	Oberflächliche Karbonisierung
Bestrahlung unter Wasser	200	3	keine
	400	4	Beginnende zentrale Weißverfärbung
	600	6	Weißverfärbte Oberfläche kleiner als Strahlendurchmesser

11]. Außerdem konnte gezeigt werden, daß das unmittelbar bestrahlte Areal der Blasenwand nicht mit dem Nekrosegebiet übereinstimmt, wobei man durch Veränderung der Laserleistung, der Bestrahlungsdauer, des Bestrahlungsabstandes sowie der Blasenwanddicke Nekroseareale verursachen kann, die bis zu doppelt so groß sind als das bestrahlte Areal [9, 11]. Unsere tierexperimentellen Untersuchungen und klinischen Kontrollen an intraoperativ entfernten Harnblasen ergaben folgendes: Für eine totale homogene Nekrotisierung der Blasenwand mit einer Dicke von 5–6 mm unter Verwendung von Wasser als Spülflüssigkeit ist bei einem Bestrahlungsabstand von 1 mm eine Neodym-YAG-Laserleistung von 45 Watt über 8–9 Sek. erforderlich (Tabelle 1).

Laserinstrumente

Für die endoskopische Laserapplikation wurden von uns in Zusammenarbeit mit den Firmen Wolf, Knittlingen und Storz, Tuttlingen, spezielle Laserendoskope entwickelt [4, 6, 10] (Abb. 1). Da uns außerdem seit 1978 eine hochflexible, teflonbeschichtete Quarzglasfaser von hoher mechanischer Stabilität als Lichtleiter zur Verfügung steht, konnten wir auf die ursprünglichen starren Endoskope [14] verzichten und sind nun in der Lage, mit Hilfe eines Albarran-Systems die flexible Quarzglasfaser beinahe an jede Stelle der Blase zu dirigieren. Problematisch ist lediglich das Gebiet des Blasenauslasses von 9 über 12 nach 3 Uhr. Hierfür gibt es nun ein Zystoskop der Fa. Wolf, dessen Ende flexibel und um ca. 110° abknickbar ist. Für die externe Laseranwendung ist inzwischen ein spezielles Handstück geschaffen worden, in das die mit einem Teflonschlauch umgebene Quarzglasfaser eingepaßt wurde [4, 7]. Die offene Laseranwendung kann überall dort ausgeführt werden, wo der Tumor direkt mit dem Laserstrahl zu erreichen ist. Es sei darauf hingewiesen, daß beim offenen Arbeiten mit dem Neodym-YAG-Laser

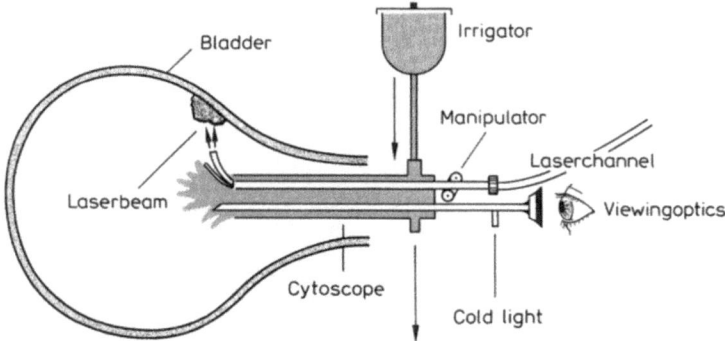

Abb. 1. Schematische Darstellung der endoskopischen Laser-Applikation beim Harnblasen-karzinom

Schutzgläser getragen werden müssen, während dies, nach den Untersuchungen von Frank bei der Verwendung von starren Endoskopen nicht notwendig ist [4, 7].

Klinische Ergebnisse

Seit 1976 haben wir mehr als 1000 Patienten mit Harnblasentumoren der Stadien $pT_A - pT_2$, N_0, M_0 mit dem Neodym-YAG-Laser behandelt. Die Vorteile dieses Verfahrens liegen, wie bereits oben erwähnt, in der berührungsfreien Zerstörung der Tumoren bei ausgezeichneten Sichtverhältnissen, da es während der Bestrahlung praktisch zu keiner Blutung kommt. Aus diesen Gründen ist auch eine postoperative Katheterbehandlung nicht erforderlich, was u. a. zur Verminderung von Hospitalinfektionen beiträgt.

Abgesehen von diesen Vorteilen, war natürlich die Frage zu klären, ob die von uns erarbeitete Lasertechnik den herkömmlichen transurethralen Resektionsmethoden gleichwertig, unter- oder überlegen ist. Aus diesem Grunde begannen wir am 1. Sept. 1981 eine vergleichende, randomisierte, prospektive Studie, in der wir als Wirksamkeitskriterien die postoperative Rezidivrate, das Rezidivintervall und das Wachstumsverhalten des Rezidivtumors werteten. In der Studie befinden sich bis jetzt 66 Patienten mit urothelialen Karzinomen (39 Männer und 27 Frauen) mit einem Durchschnittsalter von 68 Jahren der Stadien $pT_A - pT_2$, N_0, M_0. Die Zuteilung zur Laser- oder TUR-Gruppe erfolgte nach einem Randomschlüssel (Tabellen 2 u. 3). Außerdem wurden die Patienten nach der Behandlung nochmals in 2 Gruppen unterteilt, und zwar in eine Gruppe, die über ½ Jahr Mitomycin als lokale, adjuvante Chemoprophylaxe bekommen sollte und eine Gruppe ohne Chemoprophylaxe. Instilliert wurden 20 mg Mitomycin jeweils in 2wöchentlichen Abständen. Das Grund-Patientenkollektiv wurde in 2 Gruppen geteilt, nämlich in eine Gruppe mit Primärtumoren (Tabelle 4) und in eine Gruppe mit Rezidivtumoren (Tabelle 5). Die Tumorklassifizierung erfolgte nach den Richtlinien vom UICC. Die Therapieergebnisse bei den Primärtumoren (Tabelle 6) zeigten eindeu-

Tabelle 2. Klassifikation und Zufalls-Verteilung von urothelialen Primärtumoren bei 24 (m = 15/w = 9) Patienten einer Laser-Gruppe und 16 (m = 11/w = 5) Patienten einer TUR-Gruppe (Munich Study)

pT/G	Laser-Gruppe				TUR-Gruppe			
	1	2	3	N	1	2	3	N
A	7	4	1	12	6	4	0	10
1	4	4	1	9	1	0	2	3
2	0	1	2	3	0	2	1	3

Tabelle 3. Klassifikation und Zufalls-Verteilung von urothelialen Rezidiv-Tumoren bei 20 (m = 12/w = 8) Patienten einer Laser-Gruppe und 6 (m = 4/w = 2) Patienten einer TUR-Gruppe

pT/G	Laser-Gruppe				TUR-Gruppe			
	1	2	3	N	1	2	3	N
A	3	3	0	6	1	3	0	4
1	5	6	3	14	1	1	0	2
2	0	0	0	0	0	0	0	0

Tabelle 4. Primär-Tumoren ($pT_A - pT_2$, N_0, M_0), (Munich Study)

Anzahl:	40 (m = 23, w = 17)	
Alter:	Männer	45–81 Jahre, $\bar{X}_m = 66{,}5$ Jahre
	Frauen	54–84 Jahre, $\bar{X}_w = 69{,}1$ Jahre

September, 1981 (Beginn)

Tabelle 5. Rezidiv-Tumoren ($pT_A - pT_2$, N_0, M_0)

Anzahl:	26 (m = 16, w = 10)	
Alter:	Männer	40–79 Jahre, $\bar{X}_m = 62{,}1$ Jahre
	Frauen	53–83 Jahre, $\bar{X}_w = 72{,}1$ Jahre

September, 1981 (Beginn)

tig, daß die Neodym-YAG-Laserkoagulation mit und ohne Chemotherapie der transurethralen Resektion mit und ohne Chemotherapie hinsichtlich der Rezidivrate überlegen ist ($p < 0{,}0001$). Wichtig in diesem Zusammenhang ist auch die Tatsache, daß unsere Ergebnisse nach transurethraler Resektion mit und ohne Chemotherapie mit der sog. EORTC-Studie [15] übereinstimmen, was bedeutet, daß unsere transurethralen Resektionsergebnisse nicht schlechter sind als an anderen Kliniken. Außerdem wird dadurch erst eine Wertung unserer Laser-Technik möglich.

Tabelle 6. Therapieergebnisse nach Nd : YAG-Laser-Koagulation bzw. TUR bei Primär-Tumoren (n = 40). MC = Mitomycin-Metaphylaxe. (Munich Study)

	Laser + MC (n = 15)	Laser (n = 9)	TUR + MC (n = 13)	TUR (n = 3)
Anzahl der Patienten mit Rezidiven	1	1	6	3
Rezidiv-Rate[a]	0,17	0,27	1,82	7,89
Mittlere Beobachtungszeit (Monate)	38,00	41,00	25,00	13,00
Todesfälle	1[b]	0	1[b]	0
Beobachtungszeit (Monate)	581,0	372,0	329,0	38,0

Februar, 1986 (Kontrollzeitpunkt)

[a] $\text{Rezidiv-Rate} = \dfrac{\text{Anzahl der Rezidive}}{\text{Beobachtungszeit (Monate)}} \times 100$

[b] Kein Bezug zur Tumorerkrankung

Tabelle 7. Therapieergebnisse nach Nd : YAG-Laser-Koagulation bzw. TUR bei Rezidiv-Tumoren (n = 26). MC = Mitomycin-Metaphylaxe. (Munich Study)

	Laser + MC (n = 15)	Laser (n = 5)	TUR + MC (n = 2)	TUR (n = 4)
Anzahl der Patienten mit Rezidiven	2	3	2	4
Rezidiv-Rate[a]	0,4	2,2	7,14	11,1
Mittlere Beobachtungszeit (Monate)	27,4	27,2	14,0	9,0
Todesfälle	0	0	0	0
Beobachtungszeit (Monate)	411,0	136,2	28,0	36,0

Februar, 1986 (Kontrollzeitpunkt)

[a] $\text{Rezidiv-Rate} = \dfrac{\text{Anzahl der Rezidive}}{\text{Beobachtungszeit (Monate)}} \times 100$

Was das Wachstumsverhalten der Primärtumoren vor und nach der Behandlung betrifft, so ist interessant, daß wir in keinem Fall einen Wechsel von einem lokalisierten Tumorwachstum zu einem multiplen beobachten konnten, im Gegensatz zur Gruppe der transurethral Resezierten.

Die therapeutischen Ergebnisse bei den Rezidivtumoren (Tabelle 7) ließen erkennen, daß die Laserkoagulation mit lokaler Chemotherapie der transurethralen Resektion überlegen ist. Weitere Aussagen waren in dieser Gruppe wegen der geringen Fallzahl nicht möglich. Zum Wachstumsverhalten von Rezidivtumoren

Tabelle 8. Klinische Ergebnisse der Neodym-YAG-Laser-Behandlung von malignen Penis-tumoren

Tumorklassifikation	Anzahl der Patienten	Alter (Jahre)	Beobach-tungszeit-raum bis 1.12.1983 (Monate)	Lokal-rezidive	Tastbare Lymphknoten
Laserkoagulation					
T_1, N_0, M_0	8	40–82	31–54	3 (2 T_{is}, 1 T_1)	1 Fixierte Lymph-knotenpakete inguinal
T_2, N_0, M_0	5	53–81	28–51	0	0
Laserkoagulation + Lymphadenektomie					
T_1, N_2, M_0	1	48	56†[a]	0	0
T_2, N_2, M_0	1	59	27	1 (T_1)	0
Laserkoagulation + Lymphadenektomie + Chemotherapie					
T_2, N_3, M_1	1	59	30†	1 (T_1)	Fixierte Lymph-knotenpakete inguinal
T_2, N_2, M_0	1	61	24†	0	0

[a] Metastasierendes Blasencarcinom T_4, N_3, M_0, G_3

vor und nach der Therapie sei angemerkt, daß es durch die Lasertherapie möglich war, multipel wachsende auf lokalwachsende Tumoren zurückzudrängen.

Abgesehen von den urothelialen Tumoren der Harnblase konnten wir auch entsprechende Tumoren im Ureter und Nierenbecken mit dem Neodym-YAG-Laser zerstören [8]. Tumoren der Harnröhre, insbesondere Condylomata acumi-nata, lassen sich ausgezeichnet mit dem Neodym-YAG-Laser behandeln. Was die Wirksamkeit der offenen Laseranwendung betrifft, möchte ich auf die Tabelle 8 verweisen, die die Therapieergebnisse nach Bestrahlung von Peniskarzinomen enthält.

Kritische Wertung der Neodym-YAG-Laseranwendung

Mit der endoskopischen Neodym-YAG-Laseranwendung können Tumoren bis zur Daumenkuppengröße kontaktfrei bei gleichzeitiger Unterbrechung der Blut- und Lymphgefäße zerstört werden. Ist der exophytische Teil des Tumors größer, sollte primär eine konventionelle transurethrale Resektion erfolgen, *nachdem* die Umgebung des Tumors mit dem Neodym-YAG-Laser bestrahlt worden ist. Die sog. 2. Sitzung nach transurethraler Elektroresektion von Blasentumoren kann in

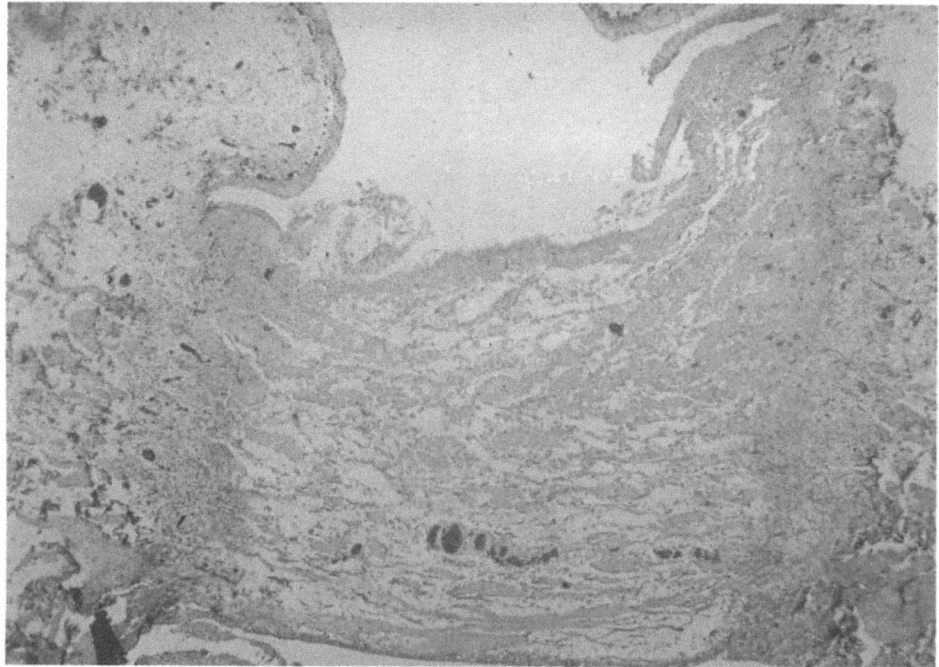

Abb. 2. Kaninchen-Harnblasenwand mit „durchgehender" Nekrose nach Nd:Yag Laser-Bestrahlung

jedem Fall durch eine Neodym-YAG-Laserbestrahlung ersetzt werden, vor allem im Hinblick auf die größere Radikalität dieses Verfahrens und die geringere Perforationsgefahr. Weitere Vorteile der Laseranwendung sind: keine Blutung, keine Anaesthesie, nur adaptierte Sedierung, und abgesehen davon, sehr kurze Operationszeiten. Die Hauptindikation für die endoskopische Anwendung des Neodym-YAG-Lasers sind kleine, multilokulär wachsende Tumoren der Harnblasenwand sowie Condylomata acuminata im Bereich der Harnröhre. Was die offene Laseranwendung betrifft, so hat sich hier sowohl bei gut- als auch bei bösartigen Tumoren des äußeren Genitales der Neodym-YAG-Laser ausgezeichnet bewährt. Der Grund, warum sich der Neodym-YAG-Laser trotz dieser Vorteile nur zögernd in unserem Fachgebiet durchsetzt, liegt sowohl in den hohen Anschaffungskosten als auch in dem zum Teil begründeten Mißtrauen gegenüber neuen Technologien begründet.

Dies zu ändern ist möglich durch exakte und korrekt durchgeführte Studien, die die Überlegenheit des Neodym-YAG-Lasers bei der Tumorzerstörung beweisen und die unkompliziertere Anwendungsmöglichkeit sowie die Kosteneinsparung gegenüber der TUR verdeutlichen. Es sollte natürlich selbstverständlich sein, daß diejenigen, die mit dem Laser arbeiten, auch eine entsprechende Ausbildung erfahren haben, um die Geräte optimal handhaben und mögliche Komplikationen rechtzeitig erkennen zu können.

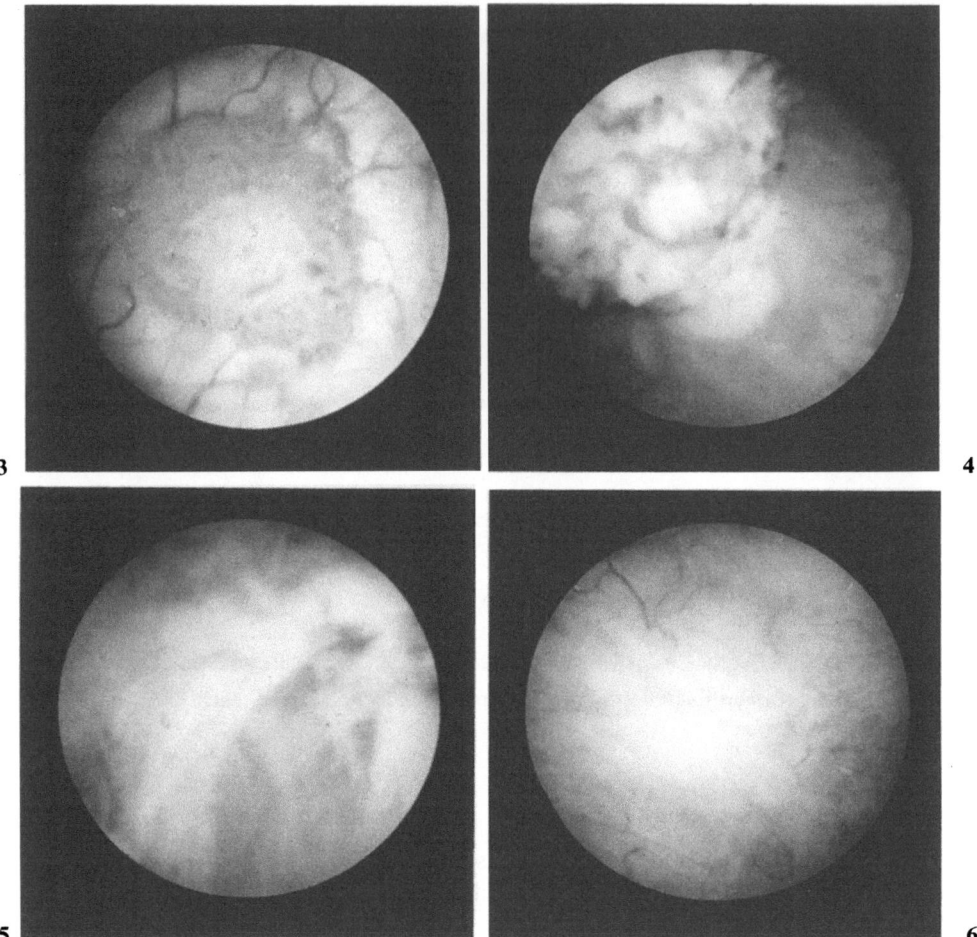

3

4

5

6

Abb. 3. Walnußgroßer Harnblasen-Tumor

Abb. 4. Derselbe Tumor nach Nd : Yag Laser-Bestrahlung. Wichtig ist die Bestrahlung der Tumorbasis und Umgebung (~ 1 cm)

Abb. 5. Zustand nach „Biopsie" des Tumors. (Man erkennt den perforierenden Effekt der Nd : Yag Laser-Bestrahlung – vgl. histolog. Befund Kaninchenharnblase, Abb. 2)

Abb. 6. Narbenbildung 5 Wochen nach Tumor-Laserung

Literatur

1. Blazek V (1975) Reflektions-, Transmissions- und Absorptionsverhalten von biologischem Gewebe für elektromagnetische Strahlung im sichtbaren und nahen IR-Bereich. Biomed Tech (Erg.-Bd. May) 20
2. Bülow H, Bülow U, Levine S (1981) Zum gegenwärtigen Stand der transurethralen Laser-Technik in der Behandlung der Harnröhrenstriktur. Urologe [A] 20:328
3. Fine S, Klein E (1965) Biological effects of laser radiation. In: Laurence JH, Gofman JW (eds) Advances in Biological and Medical Physics. Academic Press, New York, p. 10

4. Frank F, Halldorsson Th (1983) Neue Instrumente und Sicherheitsuntersuchungen zur Anwendung des Neodym-YAG-Lasers. 1. Verh. Ber. d. Dtsch. Ges. f. Laser-Medizin. Zuckschwerdt, München

5. Halldorsson Th, Langerholc J (1978) Thermodynamic analysis of laser irradiation of biological tissue. App Optics 17:3948

6. Hofstetter A, Frank F (1979) Ein neues Laser-Endoskop zur Bestrahlung von Blasentumoren. Fortschr Med 97:232

7. Hofstetter A, Frank F (1979) Der Neodym-YAG-Laser in der Urologie. Edit Roche, Basel

8. Hofstetter A, Böwering R, Keiditsch E (1983) Zerstörung von Uretertumoren mit dem Neodym-YAG-Laser. 1. Verh. Ber. d. Dtsch. Ges. f. Laser-Medizin. Zuckschwerdt, München

9. Keiditsch E, Langer E, Staehler G, Hofstetter A (1977) Morphologische Veränderungen an der Kaninchenharnblase nach Laserbestrahlung. Verh Dtsch Ges Pathol 61:367

10. Nath G, Gorisch W, Kiefhaber P (1973) First laser endoscopy via a fiber optic transmission system. Endoscopy 5:208

11. Pensel J, Hofstetter A, Keiditsch E, Staehler G (1979) Wärmeleitung auf der Blasenrückwand während der endoskopischen Laserbestrahlung. 3rd Intern Congr Laser Surgery, Graz

12. Rothauge CF (1980) Urethroscopic recanalization of urethra stenosis using argon laser. Urology 16:158

13. Soloway MS, Masters S (1981) Urothelial susceptibility to tumor cell implantation: influence of cauterization. Cancer 46:1158

14. Staehler G, Hofstetter A, Gorisch W, Keiditsch E, Müssiggang M (1976) Endoscopy in experimental urology using an argon-laser beam. Endoscopy 8:1

15. Kurth KH, de Pauw M, Sylvester R (1986) Current status of EORTC protocols for superficial bladder cancer. Eur Urol 12:373

Integrale photodynamische Therapie des multifokalen Blasenkarzinoms nach Photosensibilisierung mit Hämatoporphyrinderivat (HpD)

D. Jocham[1] und E. Schmiedt[1]

Die Behandlung verschiedener Blasentumortypen stellt immer noch eine besondere Herausforderung an den Urologen dar. Die photodynamische Therapie im Anschluß an die intravenöse Verabreichung des Tumorphotosensibilisators Hämatoporphyrin-Derivat (HpD) ist eine neue Behandlungsart oberflächlicher Blasenkarzinome – insbesondere des Carcinoma in situ. Mit diesem Verfahren sind die bisher etablierten Therapieformen zu ergänzen oder in einigen Fällen sogar zu ersetzen. Die photodynamische Therapie bietet ihrem Prinzip nach die Möglichkeit einer vollständigen Erfassung auch von endoskopisch nicht erkennbaren Tumorherden unter Schonung gesunder Blasenwandabschnitte. Grundlage dieser Behandlungsform – eines gewebezerstörenden photodynamischen Prozesses – ist, wie bereits erwähnt, die Verwendung der photosensibilisierenden Substanz Hämatoporphyrin-Derivat (HpD).

Dieses Hämotoporphyrin-Derivat wird im Tumorgewebe nach intravenöser Verabreichung um den Faktor 2–5 stärker eingelagert als im Normalgewebe. Gewebe, das HpD enthält, wird empfindlich gegenüber Licht bestimmter Wellenlängen. HpD kann im Gewebe zu einer Rotfluoreszenz angeregt werden, die diagnostisch zu nutzen ist. Experimentelle wie klinische Erfahrungen haben gezeigt, daß HpD in den therapeutisch eingesetzten Dosierungen keine Toxizität und keine Kanzerogenität besitzt. HpD führt nach systemischer Verabreichung zu einer vorübergehenden Photosensibilisierung auch der Haut, die allmählich abklingend, mehrere Wochen nachweisbar sein kann.

Der Patient muß – insbesondere in den Sommermonaten – diesem Umstand durch geeignete Lichtschutzmaßnahmen Rechnung tragen. Andernfalls läuft er Gefahr, Hautveränderungen im Sinne eines Sonnenbrandes davonzutragen. Gemäß den eigenen Erfahrungen – insbesondere auch entsprechend den Patientenschilderungen – stellt die Photosensibilisierung der Haut jedoch keine erhebliche Beeinträchtigung der Betroffenen dar.

Im folgenden soll etwas genauer auf die Pharmakokinetik des HpD im Blasengewebe eingegangen werden. Beim HpD handelt es sich um ein Gemisch verschiedener Porphyrin-Komplexe. Nach intravenöser Verabreichung – bei klinischem Einsatz 2–5 mg/kg Körpergewicht – bleibt HpD im Blasentumorgewebe unterschiedlicher Differenzierung – wie im Tumorgewebe auch zahlreicher anderer Organsysteme – in den bereits erwähnten höheren Konzentrationen gespeichert als im Normalgewebe der Blase. Das gesunde Blasengewebe weist im Vergleich

---

[1] Urologische Klinik der LM-Universität München, Klinikum Großhadern, Marchioninistraße 15, D-8000 München 70.

Therapie des Harnblasenkarzinoms
(K.-H. Bichler, St. H. Flüchter u. W. L. Strohmaier, Hrsg.)
© Springer-Verlag Berlin Heidelberg 1988

zum Tumorgewebe bei bereits primär niedrigerer HpD-Anreicherung in der Regel auch eine raschere Clearance der Substanz zumindest bis in Konzentrationsbereiche photodynamisch nicht mehr wirksamer Gewebespiegel auf. Allerdings ist auch im normalen Blasengewebe selbst noch nach 4 Wochen HpD in kleinen Konzentrationen durch empfindliche Fluoreszenz-Detektion nachweisbar, während andere Normalgewebe (z. B. Leber, Muskel, Zunge) zu diesem Zeitpunkt wieder völlig HpD-frei sind. Die der unterschiedlichen Pharmakokinetik von HpD im Tumor und im Normalgewebe zugrundeliegenden Ursachen sind nach wie vor unklar.

Abbildung 1 zeigt experimentelle Daten der eigenen Forschungsgruppe. Diese Untersuchungen haben gezeigt, daß sich HpD in Blasentumorgewebe aller Differenzierungsgrade einlagert und auch prämaligne Veränderungen mit schwerer Atypie miterfaßt. In leicht atypisch verändertes Gewebe wird das HpD andererseits in nicht höherer Konzentration als im Normalgewebe eingelagert. Zu allen

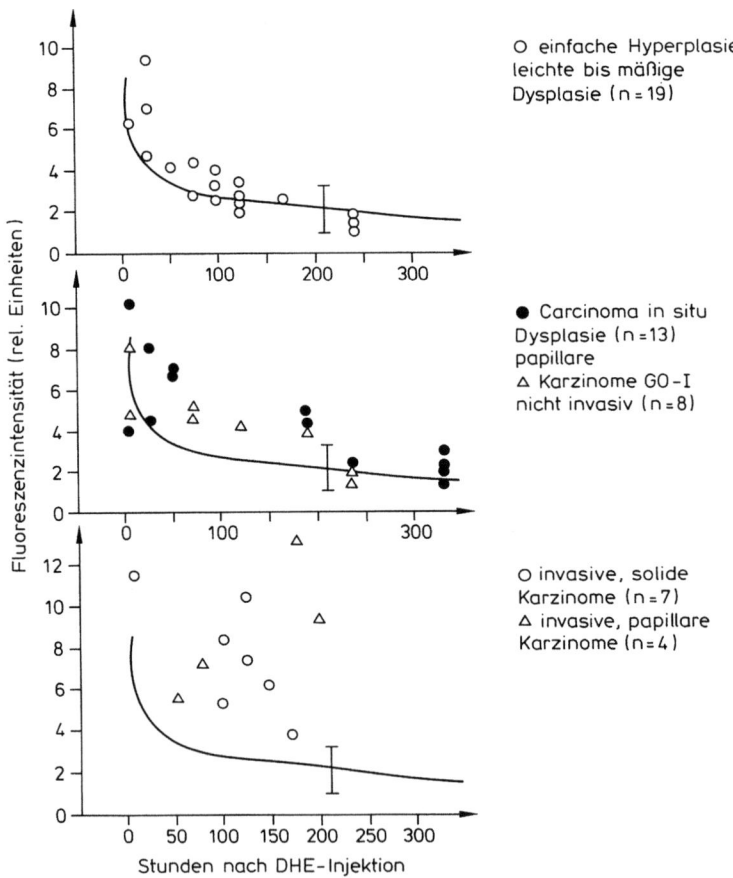

Abb. 1. HpD lagert sich im Blasentumorgewebe aller Differenzierungsgrade in höherer Konzentration als im Normalgewebe ein unter Erfassung auch prämaligner Veränderungen wie der schweren Atypie

untersuchten Zeiten sind die HpD-Konzentrationen im Tumorgewebe höher als im Normalgewebe.

Wird das HpD-speichernde und damit photosensibilisierte Gewebe gegenüber Licht der Wellenlängenbereiche, die das Porphyrinmolekül photodynamisch anzuregen vermögen, exponiert, so sind in Abhängigkeit zur Leistungsdichte und Bestrahlungsdosis des verwendeten Lichts zytotoxische Prozeße im Gewebe auslösbar. Diese führen zu einer Zerstörung des Gewebes. Erfolgt die Bestrahlung zu einem Zeitpunkt, zu dem lediglich das Tumorgewebe noch größere HpD-Mengen einlagert, so ist durch den photodynamischen Prozeß eine umschriebene Zerstörung der Tumorareale erreichbar. Experimentelle wie klinische Untersuchungen zeigen, daß Blasentumorgewebe einschließlich des Carcinoma in situ photodynamisch zerstört werden kann.

Erste Berichte über die photodynamische Therapie humaner Blasentumoren reichen bis 1976 zurück, als Kelly und Snell [16, 17] über eine erfolgreiche photodynamische Zerstörung des Blasentumorgewebes berichteten, das durch eine endoskopisch kontrollierte Exposition mit einer Quecksilberdampf-Lampe im Anschluß an die intravenöse Verabreichung von HpD zerstört wurde. Inzwischen liegen auf dem Gebiet der PDT des Blasenkarzinoms Erfahrungen verschiedener Arbeitsgruppen vor [4–7, 9–15, 18, 20]. Nach eigenen Ergebnissen und nach Berichten anderer Arbeitsgruppen erscheint die PDT geeignet zur Behandlung von T_{is}, T_A und allenfalls T_1 Tumoren. Aufgrund der hervorragenden therapeutischen Wirkung der PDT beim bisher schlecht behandelbaren Carcinoma in situ, stellt diese Tumorform – wie u. a. von Benson und uns beobachtet – die Hauptindikation zur photodynamischen Therapie dar [3].

Mit Rücksicht auf das spezielle klinische Bild des häufig multifokal wachsenden Blasenkarzinoms unterschiedlicher Entwicklungsstufen erwies sich die gezielte photodynamische Bestrahlung endoskopisch sichtbarer Blasentumoren [18, 20] anderen Therapieformen als nicht überlegen. Erst durch die Entwicklung hochenergetischer Laser als therapeutisch wirksame Lichtquellen in Verbindung mit speziellen Bestrahlungstechniken waren die Voraussetzungen für den Einsatz der PDT zur Behandlung des multifokalen Karzinoms verschiedener Entwicklungsstadien erfüllt (Abb. 2).

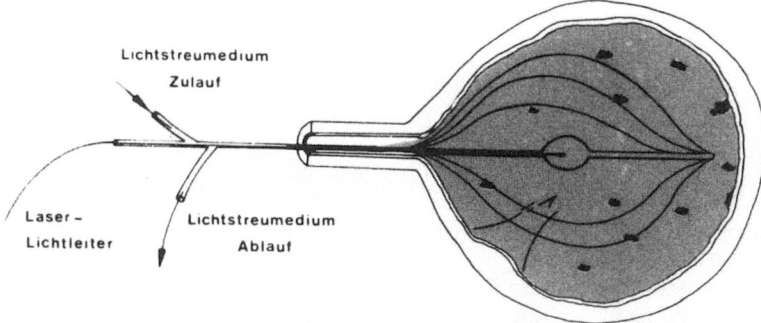

Abb. 2. Schema der integralen PDT. Die Blase wird mit einer milchigen lichtstreuenden Lösung irrigiert. Dies ermöglicht somit die homogene Ausleuchtung der gesamten Blase. Das Ende des Lichtleiters wird mit Hilfe eines Spezialblasenkatheters ins Zentrum der Blase positioniert. Multifokales Tumorgewebe wird durch den photobiologischen Prozeß photodynamisch zerstört

Die den Tumor zerstörende Bestrahlung kann in allen C_{is}-Fällen zu einem Zeitpunkt nach HpD-Verabreichung erfolgreich durchgeführt werden, zu dem das normale Gewebe nicht mehr erheblich geschädigt wird. Dies trifft zu, obwohl heute – wie bereits erwähnt – durch Langzeitstudien bekannt ist, daß zum Zeitpunkt der photodynamischen Tumortherapie HpD immer noch im gesunden Gewebe gespeichert wird. Das im normalen Gewebe gespeicherte HpD scheint jedoch unterhalb einer gewissen Schwellenwertkonzentration zu liegen, bei der infolge einer Bestrahlung üblicher Dosierung kein nennenswerter Gewebeschaden auftritt.

Eine Voraussetzung zur Erreichung zufriedenstellender therapeutischer Ergebnisse war – wie ausgedehnte Voruntersuchungen gezeigt hatten – die Entwicklung geeigneter Bestrahlungsmodalitäten. Das Ziel war die Erfassung multifokaler Blasenkarzinome in ihrer Gesamtheit, d. h. insbesondere auch einschließlich der endoskopisch nicht sichtbaren Tumoranteile.

Nachdem experimentell zahlreiche Techniken getestet wurden, zeigte sich, daß der Einsatz eines Lichtstreumediums ein effektives Verfahren darstellt, das mittlerweile Eingang in die klinische Anwendung gefunden hat. Das Laserlichtleiterende wird mit Hilfe eines neu entwickelten Spezialkatheters ins Zentrum der Blase positioniert [1, 13]. Dies ermöglicht eine Bestrahlung ohne endoskopische Lagekontrolle, die sich innerhalb der milchigen Lösung nicht komfortabel durchführen ließe.

Dieser Spezialkatheter (Abb. 3) wurde in Kooperation mit der Firma Rüsch entwickelt. Die Ballons, die für einen Abstand zwischen Lichtleiter und Blasenwand sorgen, sind mit dem Lichtstreumedium gefüllt. Das Ende des flexiblen Laser-Quarz-Lichtleiters wird im Inneren des Katheters zwischen die Ballons plaziert. Das Material des Katheters ist optisch inert.

Abbildung 4 zeigt in Kernspintomographie-Aufnahmen die für die Bestrahlung ideale Lage des Katheters in der Blase, die bei der photodynamischen Therapie ebenso wie die Ballons mit dem Lichtstreumedium gefüllt ist. Der helle Reflex markiert das Ende des Laserlichtleiters. Als Lichtstreumedium wird 10%iges Intralipid verwendet, das bei einem Füllungsvolumen der Blase von 150 cm^3 mit Kochsalzlösung auf 1:40 der Stammlösung verdünnt wird [13].

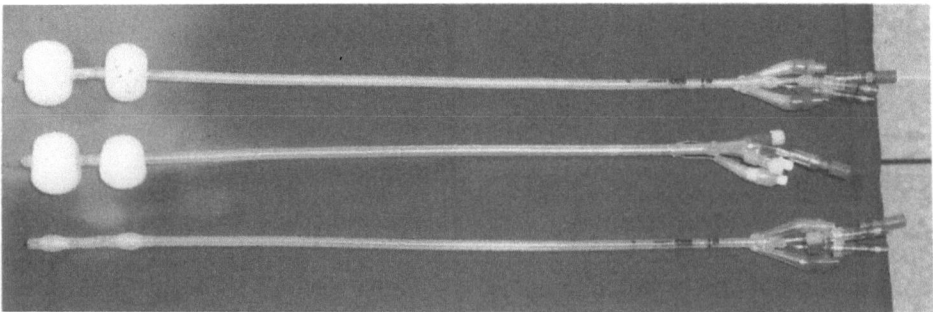

Abb. 3. Darstellung des speziellen Katheters mit den mit Streumedium gefüllten Ballons und dem zentral gelagerten Laser-Lichtleiter

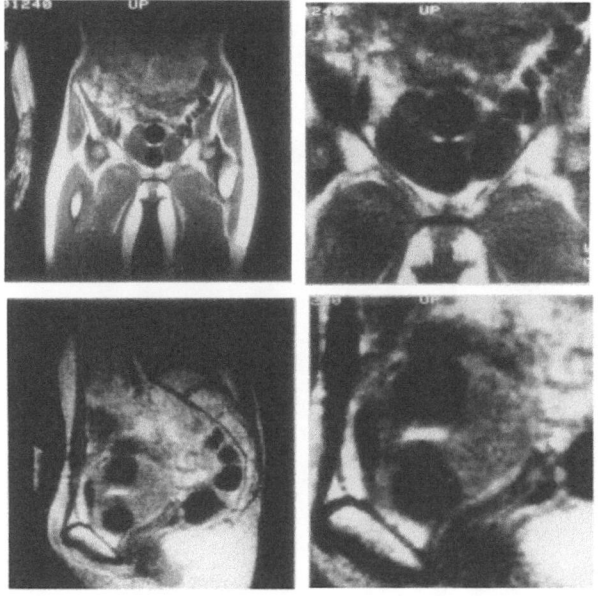

Abb. 4. Die Kernspintomographie (Radiolog. Klinik der LM-Univ. München, Klinikum Großhadern) zeigt die für die Bestrahlung ideale Lage des Katheters in der Blase. Der helle Reflex markiert das Ende des Laserlichtleiters zwischen den beiden Katheterballons

Abbildung 5 zeigt die Situation während der Behandlung – den Lichtleiter im Spezialkatheter und die Blase, die vom Lichtstreumedium irrigiert und mit Laserlicht der Wellenlänge 630 nm bestrahlt wird.

In bisherigen klinischen Einsätzen wurden als Strahlendosis 15–70 Joules pro Quadratzentimeter Blasenwandoberfläche über einen Zeitraum von 10–130 Minuten verabreicht. Während zum Ende der Bestrahlung, abgesehen von leichteren bläulich lividen Verfärbungen bestimmter Schleimhautareale, keine nennenswerten Reaktionen der Blasenschleimhaut erkennbar sind, zeigen sich bei einer routinemäßig am 5. postoperativen Tag durchgeführten zystoskopischen Untersuchung in der Regel hämorrhagische Schleimhautbezirke unterschiedlichen Schweregrades. Diese hämorrhagischen Areale sind auch in Blasenregionen zu finden, die vor der Behandlung gesund erschienen. Es muß betont werden, daß es auch zahlreiche Bezirke gibt, die nach der photodynamischen Therapie unauffällig erscheinen. Biopsien aus diesen Bezirken weisen histopathologisch normales Urothel nach. Histologische Untersuchungen der hämorrhagischen Areale zeigen Tumornekrosen mit ausgeprägter eosinophiler entzündlicher Reaktion. Im Idealfall wird in keiner der zahlreichen folgenden Biopsien intaktes Resttumorgewebe gefunden. Diese Situation ist repräsentativ für die Mehrzahl der bisher behandelten Kranken. Als Nebenwirkung der Therapie beklagen die photodynamisch therapierten Kranken regelmäßig eine Pollakisurie und ein Brennen bei der Miktion über einen Zeitraum von häufig 3 Wochen, manchmal wesentlich länger.

Mittlerweile ist bekannt, daß es nach der PDT unabhängig von der Ausgangskapazität zu einer transitorischen Abnahme des Blasenvolumens kommen kann. In Fällen, bei denen dies beobachtet wurde, konnte jedoch spätestens 6 Monate nach PDT wieder ein dem Ausgangswert entsprechendes Blasenvolumen registriert werden, ohne daß eine spezielle Therapie eingesetzt worden war. Als Ex-

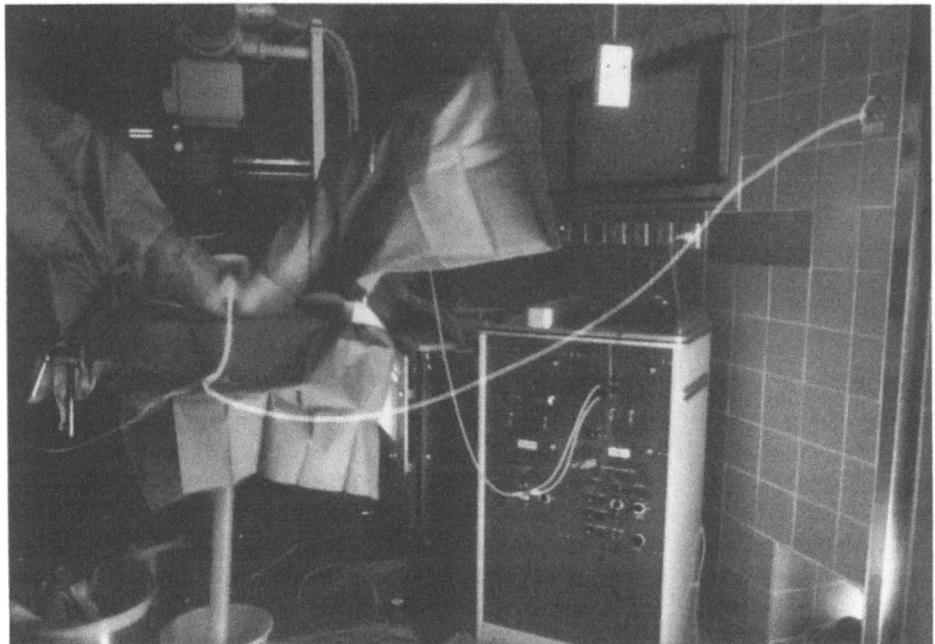

Abb. 5. Klinische Anwendung der PDT. Das Laserlicht (630 nm) wird von dem im Nachbarraum befindlichen Laser über einen flexiblen Lichtleiter in die Blase transmittiert

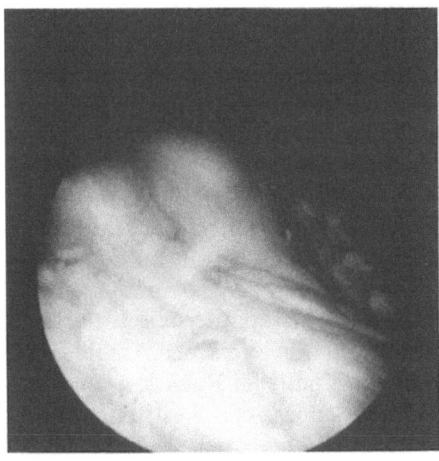

Abb. 6. Ausgeprägte Schleimhautreaktion nach integraler PDT bei ausgedehntem Tumorbefall (C_{is})

trem einer ausgeprägten photodynamischen Reaktion zeigt Abb. 6 das endoskopische Bild einer ausgedehnt nekrotischen Blasenschleimhaut. Im zugehörigen Fall war es konsekutiv erforderlich, wegen der subjektiven Beschwerden und einer weiteren Schrumpfung der vor PDT bereits erheblich entzündlich veränderten Blase mit einer Kapazität von nur 110 ml eine Zystektomie durchzuführen. Es konnte histologisch kein aktives Tumormaterial gefunden werden anstelle eines

Tabelle 1. Vorläufige klinische Erfahrungen mit der PDT beim CIS der Blase

n	Bestrahlung (J/cm^2)	Nachuntersuchung (Monate)	Vollständige primäre Ansprechrate (tumor-neg. randomisierte Biopsien/ Zytologie)	Tumorrezidive nach PDT (Monate)	Nebenwirkungen (z. B. Brennen, Pollakisurie)	Blasenschrumpfung (> 30%)
14	35–70	7–32	11[a]	4	14	5[b]
2	25	14/16	2	1	2	–
2	15[c]	9	0	2[a]	1	–

[a] 2 weitere nach einer zweiten Behandlung
[b] 1 Zystektomie – kein Tumormaterial gefunden
[c] in einem Fall seit 8 Monaten kein Tumorrezidiv nach Wiederbehandlung eines „neuen" exophytischen Tumors mit TUR und Neodym-YAG-Laser

multifokalen GII T_1-Tumors einschließlich C_{is}-Anteilen vor der Therapie. Einige Areale normalen Urothels waren ebenfalls nachweisbar.

Tabelle 1 faßt die immer noch sehr geringen klinischen Erfahrungen zusammen. Ursache für den zögernden klinischen Einsatz sind insbesondere Schwierigkeiten mit der Beschaffung der photosensibilisierenden Substanz, die in den USA hergestellt wird und dort noch nicht die FDA-Genehmigung erhalten hat. Deutlich wird, daß bei Einsatz niedriger Bestrahlungsdosen die Nebenwirkungen wie anfängliche Pollakisurie und transitorische Reduzierung der Blasenkapazität abnehmen. Andererseits wird zumindest bei Bestrahlungsdosen von weniger als 20 Joule/cm² in einer Bestrahlungszeit von 10 Minuten ein Schwellenwert unterschritten, der eine zufriedenstellende Tumorzerstörung ermöglicht. Mit höheren Bestrahlungsdosen ist es unter Inkaufnahme anfänglich ausgeprägterer Nebenwirkungen – insbesondere einer erheblichen Pollakisurie – über einen Zeitraum von 3–4 Wochen – gelungen, Patienten über den gesamten Beobachtungszeitraum von mittlerweile 35 Monaten rezidivfrei zu halten. Diese Patienten hatten bis zur Durchführung der PDT auf keine andere Lokaltherapie reagiert und nach TUR und unter lokaler Cytostase Rezidive innerhalb von z. T. 4–6 Wochen gezeigt. Es handelt sich bei dem behandelten Krankengut somit um eine ohne Frage besonders negative Krankenselektion.

Nach eigener Meinung muß sich eine neue Behandlungsmethode über den bloßen Nachweis einer sinnvollen Anwendung hinaus an Alternativverfahren messen lassen. Eine effektive Senkung der Rezidivrate läßt sich beim Blasenkarzinom nur nach Beobachtungszeiten von mehr als 2 Jahren ausreichend sicher beurteilen. Erst randomisierte Studien mit Verwendung lokaler Zytostatika oder des Immunstimulans BCG können die Effektivität der photodynamischen Tumorbehandlung beim multifokalen Blasenkarzinom bewerten lassen. Dieser mühevollen Aufgabe wird man sich in Zukunft unterziehen müssen, wobei hierfür standardisierte Behandlungsmodalitäten einzuhalten sind.

Zieht man die bisher immer noch geringe klinische Erfahrung in Betracht, so ist die Bedeutung der in einigen Fällen beobachteten Nebenwirkungen – insbesondere der Schädigung großer Blasenanteile und damit zusammenhängend einer transitorischen Blasenschrumpfung – noch nicht abschließend beurteilbar.

Als Erklärung hierfür ist neben einem ausgedehnten Tumorbefall mit entsprechender therapeutischer Reaktion eine individuell unzureichende HpD-Clearance normaler Blasenabschnitte in Betracht zu ziehen. Die Festlegung des Behandlungszeitpunktes nach Verabreichung des Photosensibilisators und der Strahlendosis – gegenwärtig immer noch weitgehend empirisch – wird erst durch größere klinische Erfahrung erfolgen können. Gegenwärtig wird eine weitere Optimierung des Photosensibilisators angestrebt.

Trotz noch vorhandener Einschränkungen ist nach eigener Einschätzung und Überzeugung die photodynamische Therapie geeignet, eine entscheidende therapeutische Lücke in der Behandlung des Blasenkarzinoms, insbesondere des Carcinoma in situ, effektiv zu schließen.

Literatur

1. Baghdassarian R, Wright MW, Vaughn SA, Bern MW, Martin DC, Will AG (1985) The use of lipid emulsion as an intravesical medium to disperse light in the potential treatment of bladder tumors. J Urol 133:126
2. Baumgartner R, Stepp H, Rupprecht L, Unsöld E, Jocham D (1985) Experimental study on fluorescence diagnosis of bladder cancer. In: Jori, Perria (eds) Photodynamic therapy of tumors and other diseases. Libreria Progetto Editore, Padova, p 260
3. Benson R Jr, Farrow G, Kinsey J, Cortese D, Zincke H, Utz D (1982) Detection and localization of in situ carcinoma of the bladder with hematoporphyrin derivative. Mayo Clin Proc 57:548–555
4. Benson RC, Kinsey JH, Cortese DA, Farrow GM, Utz DC (1983) Treatment of transitional cell carcinoma of the bladder with hematoporphyrin derivative phototherapy. J Urol 130:1090
5. Benson RC Jr (1985) Treatment of diffuse transitional cell carcinoma in situ by whole bladder hematoporphyrin derivative photodynamic therapy. J Urol 134:675
6. Benson R (1985) Use of HpD in the treatment of neoplastic diseases. Intern. Symp. Laser in Urology, Lübeck, Nov.
7. Benson RC Jr (1986) Integral photoradiation therapy of multifocal bladder tumors. Eur Urol [Suppl] 12:47–53
8. Goetz A, Feyh J, Schneckenburger H, Conzen P, Jocham D, Unsöld E (1985) Quantitative in vivo measurements of photofrin II in tumor and adjacent tumor-free tissues. In: Jori, Perria (eds) Photodynamic therapy of tumors and other diseases. Libreria Progetto Editore, Padova
9. Hisazumi H, Misaki T, Miyoshi N (1983) Photoradiation therapy of bladder tumors. J Urol 130:685–687
10. Hisazumi H, Miyoshi N, Naito K, Misaki T (1984) Whole bladder wall photoradiation therapy for carcinoma in situ of the bladder. A preliminary report. J Urol 131:884–887
11. Jocham D, Staehler G, Chaussy Ch, Hammer C, Löhrs U (1981) Laserbehandlung von Blasentumoren nach Photosensibilisierung mit Hämatoporphyrin-Derivat. Urologe [A] [Suppl] 20:340
12. Jocham D, Staehler G, Chaussy Ch, Löhrs U, Unsöld E (1984) C.E. Alken Preis 1983: Integrale Photoradiotherapie des Blasenkarzinoms nach tumorselektiver Photosensibilisierung mit Hämatoporphyrin-Derivat (HpD). Aktuel Urol 15:109
13. Jocham D, Staehler G, Baumgartner R, Unsöld E (1985) Die integrale photodynamische Therapie beim multifokalen Blasenkarzinom – erste klinische Erfahrungen. Urologe [A] 316–319
14. Jocham D, Schmiedt E, Staehler G (1985) Laser-photodynamic therapy of multifocal blad-

der carcinoma using hematoporphyrin derivative (HpD) as a tumor photosensitizer. XXth Congr Int Soc Urol, Wien

15. Jocham D, Staehler G, Unsöld E, Schmiedt E (1986) Aktuelle Informationen zu photodynamischen Verfahren beim Blasenkarzinom, ihrer experimentellen Basis und der klinischen Erfahrung. Helv Chir Acta 53:337–343
16. Kelly JF, Snell ME, Berenbaum MC (1975) Photodynamic destruction of human bladder carcinoma. Br J Cancer 31:237
17. Kelly JF, Snell M (1976) Hematoporphyrin derivative: a possible aid in the diagnosis and therapy of carcinoma of the bladder. J Urol 115:150–151
18. Rothauge CF, Röttger P, Kraushaar J, Kracht J, Nöske HD (1983) Die Fototherapie des Blasenkarzinoms im Licht der Histologie. Diagn Intensivther 8:17
19. Staehler G, Jocham D, Unsöld E, Chaussy Ch (1983) Grundlagen der Diagnose und Therapie von Blasenkarzinomen nach Photosensibilisierung mit Hämatoporphyrin-Derivat. Verh Ber Dtsch Ges Lasermedizin 1. Sitzung. Zuckschwerdt, München
20. Tsuchiya A, Obara U, Miwa M, Oi T, Kato H, Hayata Y (1983) Hematoporphyrin derivative and laser photoradiaiton in the diagnosis and treatment of bladder cancer. J Urol 130:79

Immuntherapie beim Harnblasenkarzinom

W. L. Strohmaier[1], K.-H. Bichler[1] und F. Schanz[1]

Einleitung

Beim Harnblasen-Ca liegen mittlerweile schon seit einigen Jahren Erfahrungen mit immuntherapeutischen Ansätzen vor. Allerdings sind die Ergebnisse in weiten Teilen unbefriedigend. Im Folgenden soll ein Überblick über den derzeitigen Stand der Immuntherapie beim Harnblasen-Ca gegeben werden. Bevor jedoch auf die spezielle Situation des Blasen-Ca eingegangen wird, seien zum besseren Verständnis einige Ausführungen über tumorimmunologische Grundlagen und die sich hieraus ergebenden Ansatzpunkte für eine Immuntherapie gestattet.

Tumorimmunologische Grundlagen

Beobachtungen, die auf eine Auseinandersetzung des tumorerkrankten Organismus mit den malignen Zellen im Sinne einer immunologischen Reaktion hinweisen, gehen bereits auf die Anfänge dieses Jahrhunderts zurück.

Folgende Beispiele deuten auf solche immunologischen Vorgänge hin: Spontanheilungen maligner Tumoren, lange Überlebenszeiten nach vollkommener oder nur partieller Entfernung eines Primärtumors, Rückbildung oder Stillstand des malignen Tumorwachstums nach Infektionen (z. B. Virusinfekte), histologische Befunde mit dem Bild der peri- bzw. intratumoralen Infiltration mit mononukleären Zellen.

Die ersten Versuche, Krebspatienten mit immunologischen Methoden zu behandeln, liegen bereits 100 Jahre zurück. Die zugrundeliegende Idee basierte auf der Annahme, daß die Methoden, die bei der Bekämpfung von Infektionskrankheiten angewandt wurden (z. B. Vakzinierung), auch in der Krebstherapie nützen sollen, da Krebszellen, ähnlich wie Infektionserreger für den Organismus etwas Körperfremdes darstellen. Die Ergebnisse waren jedoch ernüchternd, da die Antigenität der meisten Tumoren nicht ausreichte, um eine immunologische Reaktion zu bewirken. Das Interesse an der Immuntherapie erwachte erneut, als nachgewiesen wurde, daß chemisch induzierte Tumoren der Maus tatsächlich tumorassoziierte Antigene besitzen, die im Tumorträger eine immunologische Abwehr-

---

[1] Abteilung für Urologie, Eberhard-Karls-Universität Tübingen, Calwer Straße 7, D-7400 Tübingen.

Therapie des Harnblasenkarzinoms
(K.-H. Bichler, St. H. Flüchter u. W. L. Strohmaier, Hrsg.)
© Springer-Verlag Berlin Heidelberg 1988

reaktion induzieren können. Das theoretische Konzept der jungen Tumorimmunologie war die von Burnet [6] und Thomas [51] entwickelte Immunsurveillance-Hypothese. Die Surveillance-Hypothese sieht in der Erkennung und Elimination entstehender Krebszellen eine der wichtigsten Funktionen des Immunsystems, insbesondere der T-Lymphozyten. Sie fußt auf der bereits von Ehrlich [9] vertretenen Annahme, daß im Organismus ständig maligne entartete Zellen entstehen, die jedoch aufgrund ihrer Antigenität durch das immunologische Überwachungssystem erkannt und eliminiert werden, wobei dieser Vorgang bereits vor dem Zeitpunkt der klinischen Faßbarkeit erfolgen soll.

Das immunologische Überwachungssystem ist ein hochspezialisiertes Organ, dessen normale Funktion nur durch das sinnvolle Zusammenwirken verschiedener Kompartimente gewährleistet wird. Hierbei kann grundsätzlich zwischen spezifischen und unspezifischen Mechanismen unterschieden werden (Abb. 1). Spezifische Abwehrleistungen werden von Lymphozyten erbracht, die sich je nach ihrer Spezialisierung in T- und B-Lymphozyten unterteilen lassen [2, 10, 45] (Abb. 1 und 2). Die T-Lymphozyten sind vor allem für die Initiierung und Regulation der Immunantwort verantwortlich. Ausmaß, Art und Stärke der Immunre-

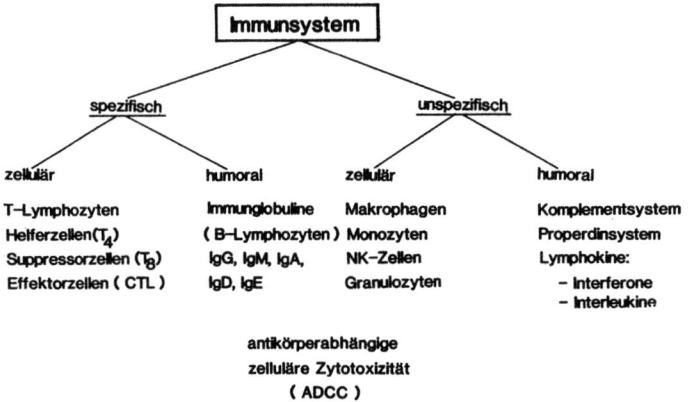

Abb. 1. Spezifische und unspezifische Mechanismen des Immunsystems

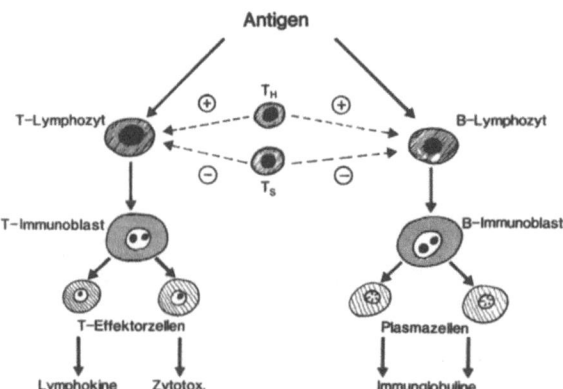

Abb. 2. Mechanismen der spezifischen Immunabwehr

aktion werden durch das Zusammenspiel spezieller T-Zellsubpopulationen bestimmt, von den reaktionssteigernden T-Helferzellen (T_4) sowie die Reaktion unterdrückenden T-Suppressorzellen (T_8). In Abhängigkeit von der Art des Antigens entscheiden diese Regulationszellen über den Einsatz des zu verwendenden Effektorsystems. Dabei steht einmal die zelluläre Abwehr zur Verfügung, die vor allem gegen Pilze und Viren eingesetzt und durch zytotoxische T-Effektorzellen vermittelt wird. Zum anderen wird, besonders bei bakteriellen Infekten, die Differenzierung von spezifischen B-Zellen zu immunglobulinproduzierenden Plasmazellen stimuliert und so auf humoralem Wege durch die Antigen-Antikörper-Reaktion die Elimination des Antikörpers erreicht. Neben der spezifischen Immunität besitzt der Körper zusätzlich unspezifische Abwehrmechanismen (Abb. 1). Auf zellulärer Seite sind es in erster Linie Makrophagen und Monozyten, aber auch eine spezielle Lymphozytensubpopulation, die sogenannten natürlichen Killerzellen. Ferner sind auch Granulozyten in der Lage, Antigene abzutöten. Der wichtigste Vertreter für die unspezifische humorale Immunität ist das aus elf Proteinen bestehende Komplementsystem. Aktiviert durch eine Antigen-Antikörper-Reaktion bewirkt es die Lyse der eliminierenden Zellen. Eine Aktivierung des Komplementsystems kann auch durch ein zweites humorales unspezifisches Abwehrsystem erfolgen, das sogenannte Properdin-System. Zu den unspezifischen Mechanismen der humoralen Immunabwehr müssen ferner die Lymphokine gerechnet werden, die vor allem als Signalstoffe der Immunregulation wirken und nur teilweise eine direkte Funktion auf Zellen ausüben. Die wichtigsten Vertreter stellen die Interferone bzw. die Interleukine dar.

Eine Zwischenstellung zwischen spezifischer und unspezifischer Abwehr nimmt die durch Kooperation von Immunglobulinen und Zellen vermittelte antikörperabhängige zelluläre Zytotoxizität ein [2, 10, 45] (Abb. 1). Abbildung 3 zeigt vereinfacht die fünf Möglichkeiten immunologischer Reaktionsmechanismen bei Tumorabwehr [27]. So kann eine Komplementaktivierung über eine Antigen-Antikörper-Reaktion zur Lyse von Tumorzellen führen. Diesem Mechanismus kommt nach heutiger Auffassung keine große Bedeutung für die Tumorabwehr zu. Am wirksamsten scheinen die zellulären Abwehrmechanismen zu sein. Die zytotoxischen T-Zellen (CTL) sind in der Lage, nach Sensibilisierung gegen das Tumorantigen die Malignomzelle direkt zu lysieren. Eine andere T-Zellsub-

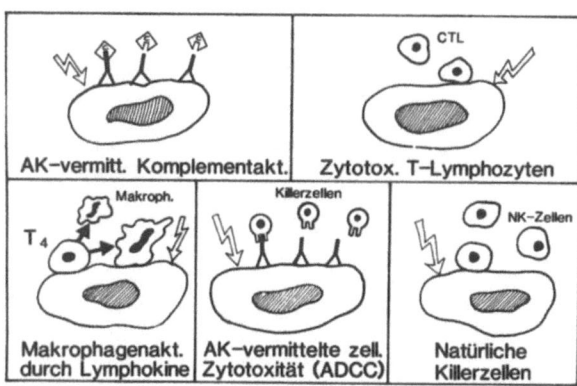

Abb. 3. Mechanismen der Tumorzellabtötung. (Modifiziert nach Klippel)

population, die Helferzellen, ist in der Lage, nach Antigenerkennung Lympho-kine zu produzieren, die Makrophagen stimulieren und so die Tumorzelle zerstö-ren. Durch Kooperation mit spezifischen Antikörpern können auch unspezifische Killerzellen aktiviert werden und dadurch eine spezifische antikörperabhängige Zytotoxizität erreichen. Eine weitere Subpopulation, die ohne vorherigen Anti-genkontakt in der Lage ist, Tumorzellen zu zerstören, sind die natürlichen Killer-zellen. Die Natur der Rezeptoren, mit denen sie Antigenstrukturen erkennen, ist noch unbekannt. Den T-zellunabhängigen Abwehrmechanismen, vor allem den natürlichen Killerzellen, kommt offenbar die größte Wirkung im Rahmen der Tumorabwehr zu. Darauf deuten Untersuchungen mit Nacktmäusen hin: Auf Grund des fehlenden Thymus besitzen diese Tiere keine T-Zellen. Das Wachstum der Tumorzellen war bei ihnen im Vergleich zu normalen Tieren jedoch stark gehemmt.

Grundlagen der Immuntherapie

Ausgehend von den Untersuchungen zum Immunsystem erhebt sich die Frage, inwieweit das Tumorwachstum durch eine Beeinflussung der Tumorabwehrme-chanismen gehemmt werden kann. Abhängig von den eben beschriebenen Ab-wehrmechanismen kann zwischen einer aktiven und passiven Immuntherapie unterschieden werden, die jeweils in spezifische und nicht-spezifische Maßnah-men unterteilt werden kann (Abb. 4).

Die aktive Immuntherapie zielt darauf, ähnlich wie die aktive Immunisierung gegen Infektionskrankheiten, die immunologische Reaktivität eines Patienten zu

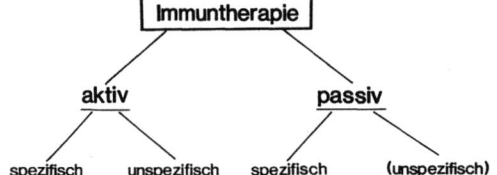

Abb. 4. Einteilung immunologischer Maßnahmen

Tabelle 1. Substanzen der aktiven Immuntherapie

Spezifisch	Unspezifisch	
	körpereigen	körperfremd
Inaktivierte Tumorzellen (z. B. Neuraminidase behandelt)	Interferone Interleukine TNF	BCG KLH Corynebact. p. Levamisol Poly I:C Bestatin

verstärken bzw. wiederherzustellen. Spezifisch bedeutet dabei, Immunreaktionen zu induzieren, die nur spezifisch gegen den patienteneigenen Tumor gerichtet sind. Die unspezifische aktive Immuntherapie soll eine allgemeine Aktivierung des Immunsystems bewirken. Die meisten heute angewandten Immuntherapeutika (z. B. BCG, KLH, Interferon) gehören in diese Gruppe (Tabelle 1). Unter der passiven Immuntherapie versteht man die Übertragung von immunologisch aktiven Substanzen (z. B. sensibilisierten Zellen, Lymphozytenextrakten oder Antikörpern) auf einen Tumorpatienten.

Immuntherapie des Harnblasen-Ca

Nach diesem Überblick sollen nun die einzelnen Immuntherapieformen näher besprochen werden, wobei das Hauptgewicht auf der aktiven unspezifischen Immuntherapie liegen soll, da hierzu die wichtigsten klinisch relevanten Immuntherapeutika beim Blasen-Ca gehören.

Passive Immuntherapie

Erstmals 1973 berichtete Symes [49, 50] über eine passive Immuntherapie bei Blasenkarzinompatienten. Diesen Patienten wurde ein Stück Tumor entnommen, das in das Mesenterium von Schweinen implantiert wurde. Die hyperplastischen Lymphknoten des Schweines wurden homogenisiert und dem Patienten infundiert. In rund der Hälfte der Fälle wurde eine Tumornekrose beobachtet. Diese Therapie ist allerdings sehr aufwendig, fernerhin ist zu fragen, ob der Therapieeffekt alleine auf eine spezifische passive Immunisierung zurückzuführen ist oder ob es durch die heterologe Lymphozyteninfusion nicht auch zu einer unspezifischen Immunisierung gekommen ist. Außerdem wurde eine passive Immuntherapie durch Gabe des sogenannten Transferfaktors [40] bzw. der Immun-RNA [11] versucht. Transferfaktor ist ein Lymphozytenisolat, das nach Interaktion von sensibilisierten Lymphozyten mit einem spezifischen Antigen gewonnen werden kann. Die Immun-RNA wird ebenfalls aus immunisierten Lymphozyten extrahiert. Beide Substanzen können spezifische Immunität auf andere Lymphozyten übertragen. Diese Therapieform befindet sich jedoch noch im experimentellen Stadium, klinische Ergebnisse liegen hierzu noch nicht vor. Zur passiven Immuntherapie gehören auch Untersuchungen zu monoklonalen Antikörpern gegen Harnblasenkarzinome [21]. Denkbar ist es, diese Antikörper mit Zytostatika bzw. Nukliden gezielt an den Wirkungsort zu bringen. Problematisch ist hierbei jedoch, daß es zur Zeit einen absolut tumorspezifischen Antikörper, der alle Blasenkarzinome gleichermaßen erkennt, noch nicht gibt.

Aktive spezifische Immuntherapie

Die aktive spezifische Immuntherapie soll Immunantworten induzieren, die spezifisch gegen einen Tumor gerichtet sind [10]. Dabei werden Tumorzellen entnommen, mittels UV- oder Röntgenbestrahlung inaktiviert und dem Patienten zusammen mit einem Adjuvans injiziert. Das Blasenkarzinom ist dabei jedoch problematisch, da es – wie viele chemisch induzierte Tumoren – nur eine schwache Antigenexpression besitzt. Daher wurde versucht, die Antigenität des Tumors durch chemische Modifikation, z. B. durch das Enzym Neuraminidase, zu erhöhen. Die tierexperimentellen Ergebnisse erscheinen erfolgversprechend. Hierher gehört auch die sogenannte Schachbrettvakzination. Dabei werden unterschiedliche Zahlen von autologen Tumorzellen mit unterschiedlichen Mengen von Neuraminidase vermischt und intradermal injiziert [45]. Erste Ergebnisse liegen damit für das Kolon-Karzinom [54] sowie mit Einschränkungen für das Prostata-Karzinom [16] vor, beim Harnblasenkarzinom gibt es unseres Wissens noch keine Untersuchungen.

Aktive unspezifische Immuntherapie

Die aktive unspezifische Immunisierung stellt somit die einzige Therapieform dar, die zur Zeit klinische Relevanz beim Harnblasen-Karzinom besitzt. Hierzu gehören die Substanzen, die nach der Festlegung des National Cancer Institute als biological response modifier bezeichnet werden. Es sind Substanzen, die durch eine Modulation der biologischen Reaktion einen therapeutischen Effekt auf den Tumor hervorrufen. Dazu gehören einmal körpereigene Substanzen wie die Interferone, Interleukine und körperfremde Substanzen wie BCG, Cornynebakterium parvum, KLH und Poly I. C. Der exakte Wirkungsmechanismus der aktiven unspezifischen Immuntherapie ist bislang nicht bekannt, jedoch spricht eine Reihe von Untersuchungen dafür, daß dadurch eine Aktivierung der natürlichen Killerzellen und der mononukleären Phagozyten erreicht werden kann [2, 10, 45].

BCG

Die bestfundierte immunologische Behandlungsform beim Harnblasenkarzinom ist die BCG-Therapie. Nachdem Zbar u. a. [55] die experimentelle Wirksamkeit des BCG in der Tumortherapie zeigten, führten Morales und Mitarbeiter [34] 1976 diese Behandlungsform erstmalig bei Blasenkarzinompatienten durch. Es erfolgte simultan die intravesikale Instillation von 120 mg BCG und 5 mg BCG intracutan über sechs Wochen in wöchentlichen Intervallen.

Der exakte Wirkungsmechanismus der BCG-Therapie ist letzten Endes unbekannt. Zwei Theorien erscheinen plausibel [8]:

1. BCG bewirkt eine entzündliche Reaktion der Blasenschleimhaut, die zu einer Abschilferung des Urothels mit Elimination der neoplastischen Zellen führt.
2. BCG ruft eine unspezifische aktive Immunreaktion mit Stimulation der T-Lymphozyten, Makrophagen und natürlichen Killerzellen hervor. Die erste Theorie wird insbesondere dadurch unterstützt, daß die BCG-Therapie die besten Ergebnisse beim Karzinoma in situ hervorruft [8, 17]. Andererseits erscheinen die immunologischen Effekte mindestens genauso wichtig. So zeigen die Untersuchungen von Lamm [30] sowie von Kelley [26] eine gute Korrelation zwischen Therapieerfolg und Konversion des Hauttestes nach BCG-

Therapie: Unterstützt wird das immunologische Konzept auch dadurch, daß Urothelkarzinome der prostatischen Harnröhre durch intravesikale BCG-Instillation ebenfalls günstig beeinflußt werden, obwohl der Kontakt zwischen BCG und der prostatischen Harnröhre nur kurzfristig ist, wenn keine Prostata-resektion voranging [8].

Seit der ersten Veröffentlichung von Morales [34] wurden zahlreiche weitere Untersuchungen zur BCG-Therapie beim Blasenkarzinom durchgeführt, zunächst mit der simultanen intravesikalen und intradermalen BCG-Gabe wie von Morales beschrieben [3, 5, 17, 18, 20, 26, 29, 30, 33, 35, 41, 42]. Eine BCG-Therapie wurde bei folgenden Indikationen durchgeführt: Zur Rezidivprophylaxe, beim Carcinoma in situ sowie bei oberflächlichen Residualtumoren nach transurethraler Resektion.

Mit Ausnahme einer Studie von Robinson u. a. [41], bei der der wenig antigene GLAXO BCG-Stamm benutzt wurde, wurden übereinstimmend gute Ergebnisse berichtet: Die Rezidivrate oberflächlicher Urothelkarzinome der Blase konnte bei ein- bis zweijähriger Nachbeobachtungszeit auf 10 bis 20% gesenkt werden. Langzeituntersuchungen von Morales [33] bzw. Herr [26] zeigen, daß die Rezidivrate nach rund fünfjähriger Beobachtungszeit mit immerhin 50% deutlich unter der vergleichbaren Kontrollgruppe liegt. Verglichen damit, können ähnliche Ergebnisse der Rezidivprophylaxe durch Mitomycin erreicht werden [12, 22, 24], schlechter schneiden andere Zytostatika wie Tiotepa oder Epodyl [38] ab. Bei den Patienten, die unter BCG-Therapie ein Rezidiv entwickeln, konnten im Vergleich zu Kontrollen die rezidivfreien Intervalle deutlich gesteigert werden. So konnte durch die BCG-Therapie die mittlere Zeit bis zum Auftreten des Rezidives von 16 auf 29 Monate gesteigert werden [30]. Ähnlich gute Ergebnisse werden auch bei der Behandlung des Carcinoma in situ berichtet. So konnten hier komplette Remissionsraten zwischen 60 und 80% erreicht werden [17, 20, 34]. Nach dreijähriger Nachbeobachtungszeit waren immerhin rund 70% der Patienten ohne Rezidiv [20]. Die Ergebnisse der BCG-Therapie beim Carcinoma in situ sind damit denen der Behandlung mit Mitomycin bzw. Adriamycin vergleichbar [12, 24]. Während die ersten Untersuchungen zur BCG-Therapie eine simultane intradermale und intravesikale Gabe vorsahen, konnte in einigen neueren Untersuchungen der gleiche Effekt mit alleiniger intravesikaler BCG-Instillation erreicht werden [17, 20].

Die BCG-Therapie ist eine Behandlungsmethode mit nur wenigen schwerwiegenden Komplikationen. Lamm u. a. [28] berichteten über annähernd 1300 Patienten. Rund 95% tolerierten die Behandlung ohne wesentliche Probleme mit Ausnahme einer Zystitis, die allerdings bei rund 90% aller Patienten auftritt. Diese Blasenentzündung erfordert in der Regel symptomatische Maßnahmen z. B. Spasmoanalgetika. Schwerwiegendere Komplikationen sind Fieber, granulomatöse Prostatitis, spezifische Pneumonie, Hepatitis und Arthritis sowie einige weitere, jedoch sehr seltene Komplikationen (z. B. Granulome der Nieren) [47].

KLH

Eine weitere Form der aktiven unspezifischen Immuntherapie ist die Behandlung mit KLH, dem Keyhole Limpet Hemocyanin. Erstmals 1973 berichtete Olsson

[30] über eine Senkung der Rezidivrate bei Blasenkarzinompatienten, bei denen im Rahmen der Erfassung des Immunstatus einmalig 5 mg KLH intracutan appliziert wurde. Das KLH ist ein sogenanntes xenogenes Peptid, d.h. ein körperfremdes Eiweiß, das eine unspezifische Stimulation der T-Zellen und eine Aktivierung der Makrophagen bewirkt. Die Substanz wird aus einer nordamerikanischen Napfschnecke gewonnen. Aufgrund der oben erwähnten zufälligen Beobachtungen behandelten Olsson u. a. [37] neun Patienten mit oberflächlichem Harnblasenkarzinom mit KLH, zehn Patienten liefen randomisiert als Kontrollgruppe. Bei den KLH-therapierten Patienten zeigte nur ein Patient nach einem Beobachtungszeitraum von 200 Patientenmonaten ein Rezidiv, während sieben Patienten der Kontrollgruppe einen Rezidivtumor aufwiesen [37]. In einer ähnlichen Studie konnte Klippel diese Ergebnisse zunächst nicht bestätigen [27]. Über bessere Resultate berichteten Jurincic u. a. [25], wenn zusätzlich zur subcutanen Injektion monatliche Instillationen von 10 mg KLH in die Harnblase vorgenommen wurden. Nach 20 Monaten Nachbeobachtungszeit betrug die Rezidivrate 15%. In der gleichen Studie wurde eine vergleichbare Gruppe mit Mitomycin nachbehandelt, hier betrug die Rezidivrate 28%. Damit werden mit KLH ähnliche Ergebnisse wie der BCG-Therapie erreicht. Langzeitergebnisse stehen allerdings noch aus. Nebenwirkungen wurden in der zitierten Studie nicht beobachtet, darin liegt der Vorteil des KLH gegenüber BCG. Allerdings sind, wie bereits erwähnt, schwerwiegende Nebenwirkungen der BCG-Therapie ebenfalls selten [28]. Ob die KLH-Therapie der Mitomycin-Behandlung überlegen ist, bedarf ebenfalls weiterer Untersuchungen. Immerhin berichten andere Autoren wie Huland [22] über bessere Ergebnisse, möglicherweise in Abhängigkeit vom Applikationsschema.

Interferone

In neuester Zeit werden auch Interferone zur Therapie des Harnblasenkarzinoms eingesetzt. Dabei kann zwischen Alpha-, Beta- und Gamma-Interferonen unterschieden werden, je nachdem von welchen Zellen sie gebildet werden (Leukozyten, Fibroblasten). Ferner kann – je nach Herstellungsart – zwischen natürlichem und rekombinantem, d.h. gentechnologisch hergestelltem Interferon unterschieden werden.

Allen Interferonen werden einerseits antiproliferative Wirkungen auf den Tumor, d.h. zellteilungshemmende, andererseits immunmodulatorische Eigenschaften zugeschrieben. Hinsichtlich des letzteren erscheint insbesondere die Steigerung der Zytotoxizität der natürlichen Killerzellen bedeutsam. Experimentell konnte der antiproliferative Effekt von Alpha- und Beta-Interferon auf kultivierte Blasenkarzinomzellen gezeigt werden [13–15]. Dabei scheint Beta-Interferon möglicherweise stärker wirksam zu sein [25a]. In vivo wurden verschiedene Untersuchungen mit verschiedenen Therapieregimen bei kleinen Kollektiven von Blasenkarzinompatienten durchgeführt [1, 7, 13, 23, 31, 43, 44, 52]. Die Applikationsschemata sind sehr unterschiedlich, so daß es schwierig ist, Vergleiche zu ziehen und damit den Stellenwert der Interferon-Therapie zu bemessen (Tabelle 2). So konnte beispielsweise Ikic [23] durch intraläsionale Alpha-

Tabelle 2. Interferontherapieregime beim Harnblasenkarzinom

Autor	Interferon	Dosis	Applikationen
Christophersen	α	$1,1 \times 10^{10}$ (7 Mo.)	
		$4,6 \times 10^{9}$ (18 Mo.)	i.m.
Ikic	α	2×10^{6}/d (3 Wo.)	intraläsional, i.m.
Scorticatti	α	1×10^{6}/48 h (6 Mo.)	i.m.
Torti	α (r)	$50-200 \times 10^{6}$/d (8 Wo.)	intravesikal
Ackermann	α (r)	54×10^{6}/Wo. (8 Wo.)	intravesikal
Schmitz-Dräger	α (r)	5×10^{6}/3 d (6 Wo.)	intravesikal
Grups	α (r)	$1-2 \times 10^{7}$/d (6 Wo.)	i.m.
Kato	β	$3-5 \times 10^{6}$/d (2-4 Wo.)	i.v.

Interferongabe in allen Fällen von acht Patienten mit oberflächlichem Blasenkarzinom eine komplette Remission erzielen, die zwischen drei Monaten und zwei Jahren andauerte. Torti [42] berichtete über eine komplette Remissionsrate bei 75% seiner Patienten nach intravesikaler Gabe von Alpha-Interferon. Schlechtere Ergebnisse berichten Ackermann [1] und vor allem Schmitz-Dräger [43]. Zu bedenken ist insbesondere bei systemischer Interferon-Applikation, daß der antiproliferative Effekt nicht nur auf die Tumorzellen sondern auch auf die Zellen des Immunsystems einwirkt. So konnten wir unter systemischer Interferon-Therapie bei Nierenkarzinompatienten eine Abnahme zahlreicher Faktoren des zellulären Immunsystems wie T- und B-Lymphozyten, natürlichen Killerzellen und Monozyten beobachten [48]. Ferner sahen wir eine Zunahme der Immunglobuline möglicherweise als Ausdruck einer Antikörperbildung gegen Interferon [48]. Die Antikörperbildung tritt insbesondere bei der Verwendung rekombinanter Interferone auf, wie dies von Queseda [39] gezeigt wurde.

Zusammenfassend ist die Interferon-Therapie des Blasenkarzinoms sicherlich noch im experimentellen Stadium, ihr Stellenwert kann bislang nicht definiert werden, den breiten klinischen Einsatz können wir sicherlich nicht empfehlen.

Weitere unspezifische aktive Immuntherapieformen

Kürzlich berichteten Merguerian u. a. [32] über den Einsatz von Interleukin 2 in Kombination mit BCG beim Harnblasenkarzinom. 13 Patienten mit oberflächlichem Harnblasenkarzinom wurden über sechs Wochen mit wöchentlichen Instillationen von 3500 Einheiten Interleukin, 62 mg BCG, anschließend über ein Jahr mit monatlichen Instillationen behandelt. Elf von 13 Patienten blieben für eine mittlere Beobachtungszeit von 13 Monaten tumorfrei. Die Ergebnisse sind damit der alleinigen BCG-Therapie vergleichbar. Vorteil der Interleukin-BCG-Kombination ist die bessere Verträglichkeit, insbesondere hinsichtlich der zystischen Beschwerden. Den endgültigen Stellenwert der Methoden müssen jedoch weitere Untersuchungen erbringen.

Daneben gibt es eine Reihe weiterer Möglichkeiten der aktiven unspezifischen Immuntherapie wie die Behandlung mit Corynebakterium parvum [38], Levamisol [4, 46] und Poly-I. C. [19] einem Polyribunukleotid, das eine Interferon-Induktion bewirkt. Diese Methoden sind jedoch bislang ebenfalls nur experimentell, wurden nur an kleineren Kollektiven getestet und haben für die klinische Anwendung im Moment keine Bedeutung.

Zusammenfassend ist die Immuntherapie des Harnblasenkarzinoms zur Zeit in weiten Teilen experimentell und sollte nur im Rahmen von kontrollierten Studien durchgeführt werden, die den Zentren vorbehalten bleiben, die gleichzeitig wesentliche immunologische Parameter wie Lymphozytensubpopulationen, Zytotoxizitätstest und Antikörperbestimmungen durchführen können [4a]. Eine Ausnahme bildet die Behandlung mit BCG, die mittlerweile an zahlreichen Patienten mit oberflächlichem Harnblasenkarzinom erprobt wurde. Sie ist hier in etwa gleichwertig der lokalen Behandlung mit Zytostatika wie Mitomycin oder Adriamycin, aber mit einer höheren Nebenwirkungsrate.

Literatur

1. Ackermann D, Biedermann C, Beilly E, Studer UE (1986) Behandlung oberflächlicher Blasentumoren mit rIFN-AA-Instillationen (Roferon A): Eine Phase I/II Studie. Verhandlungsbericht der Deutschen Gesellschaft für Urologie 37. Tagung, 2.–5. Oktober, Mainz. Thieme, Stuttgart, pp 211–212
2. Ackermann R (1985) Immunological Aspects of Bladder Cancer. In: Zingg EJ, Wallace DMA (eds) Bladder Cancer. Springer, Berlin Heidelberg New York Tokyo pp 53–76
3. Adolphs HD, Bastian HP (1984) Chemoimmunoprophylaxe bei oberflächlichen Harnblasenkarzinomen. In: Huland H (Hrsg) Therapie und Rezidivprophylaxe oberflächlicher Harnblasenkarzinome. Thieme, Stuttgart New York, pp 101–110
4. Akaza H, Yokoyama H, Niijema T (1978) Effect of Levamisole and autochithomous serum on the number of E-rosette forming cells and it's subset from patients with bladder cancer (Meeting Abstract). Proceedings of the 37th Annual Meeting of the Japanese Cancer Association held by the Japanese Cancer Association in Tokyo, August 1978, Tokyo, pp 187
4a. Bichler K-H, Tautz Ch, Harzmann R (1978) Immundiagnostik beim Harnblasenkarzinom. Verhandlungsbericht der Deutschen Gesellschaft für Urologie, 29. Tagung, 21.–24. September, Stuttgart. Springer, Berlin Heidelberg New York, pp 63–64
5. Brosman SA (1982) Experience with bacillus Calmette-Guerin in patients with superficial bladder carcinoma. J Urol 128:27–30
6. Burnet FM (1971) Immunological surveillance in neoplasia. Transplant Rev 7:3–25
7. Christophersen IS, Jondal R, Osther K, Lindenberg J, Pedersen PH (1978) Interferon therapy in neoplastic disease. Acta Med Scand 204:471–476
8. Droller MJ (1986) Bacillus Calmette-Guerin in the management of bladder cancer. J Urol 135:331–333
9. Ehrlich P (1909) Über den jetzigen Stand der Karzinomforschung. Ned Tijdschr Geneeskd 35:273–290
10. Feldbush TL, Lubaroff DM (1985) Immuntherapy of Cancer. In: Culp DA, Loening SA (eds) Genitourinary Oncology. Lea & Febinger, Philadelphia, pp 158–182
11. Fink MA (1976) Immune RNA in neoplasia. Academic Press Inc., New York
12. Füchter SH, Harzmann R, Hlobil H, Erdmann D, Bichler KH (1982) Lokale Chemotherapie des Harnblasenkarzinoms mit Mitomycin. Urologe [A] 21:24–28
13. Grups JW, Frohmüller HGW, Ackermann R (1985) Immunological findings in patients with superficial bladder cancer during human Alpha-2-Interferon treatment. Urol Int 40:301–306
14. Grups JW, Osterhage HR, Ackermann R, Frohmüller H (1985) Immunmodulation durch rekombiniertes a_2-IFN während der Behandlung von Patienten mit Blasenkarzinomen. In: Harzmann F (Hrsg) Experimentelle Urologie. Springer, Berlin Heidelberg, pp 489–493

15. Grups JW, Wirth M, Ackermann R (1985) Wachstumshemmung von Blasen-Carcinomen durch Interferon Alpha-2 in vitro. Verhandlungsbereich der Deutschen Gesellschaft für Urologie, 37. Tagung, 2–5 Oktober 1985, Mainz. Thieme, Stuttgart New York 1986, pp 215–216
16. Gutaschank S, Rothauge CF, Kraushaar J, Sedlacek HH (1981) Das entgleiste metastasierende Prostatakarzinom. Münch Med Wochenschr 4:133
17. Haaff EO, Dresner SM, Kelley DR, Ratcliff TL, Shapiro A, Catalona WJ (1985) Role of immunotherapy in the prevention of urothelial bladder tumors: a review. World J Urol 3:76–85
18. Haaff EO, Dresner SM, Ratcliff TL, Catalona WJ (1986) Two courses of intravesical bacillus Calmette-Guerin for transitional cell carcinoma of the bladder. J Urol 136:820–823
19. Herr HW, Kemeny N, Yagoda A, Whitmore WF (1978) Pol I:C immunotherapy in patients with papillomas of the bladder. Natl Cancer Inst Monogr 49:325
20. Herr HW, Pinsky CM, Whitmore WF, Sogani PC, Oettgen HF, Melamed MR (1986) Long-term effect of intravesical bacillus Calmette-Guerin on flat carcinoma in situ of the bladder. J Urol 135:265–267
21. Huland H, Arndt R, Huland E, Loening T, Steffens MM (1987) Monoclonal antibody 486 P 3/12: A valuable bladder carcinoma marker for immnocytology. J Urol 137:654–659
22. Huland HJ, Otto U, Droese M, Klöppel G (1984) Long-term Mitomycin instillation after transurethral resection of superfical bladder carcinomas: influence on recurrence, progression and survival. J Urol 132:27
23. Ikič D, Marič Z, Oresič V, Rode B, Noda P, Smudj K, Knezěvič JD, Jušic D (1981) Application of human leucocyte interferon in patients with urinary bladder papillomatosis, breast cancer, and melanoma. Lancet I:1022–1024
24. Jakse G (1984) Therapie des Carcinoma in situ der Harnblase. In: Huland H (Hrsg) Therapie und Rezidivprophylaxe oberflächlicher Harnblasenkarzinome. Thieme, Stuttgart New York, pp 94–101
25. Jurincic CD, Engelmann U, Gasch J, Klippel KF (1986) Immuntherapie beim oberflächlichen Blasenkarzinom: eine randomisierte Studie. Uroscop 1:9
26. Kato Y (1983) Antitumor effect of human fibroblast interferon in various malignant tumors. In: Kishida T (ed) Interferons, Kyoto, pp 180–188
27. Kelley DR, Haaff EO, Becisch M, Lage J, Bauer WC, Dresner SM, Catalano WJ, Ratcliff TL (1985) Prognostic value of purified protein derivative skin test and granuloma formation in patients treated with intravesical bacillus Calmette-Guerin. J Urol 135:268–271
28. Klippel KF (1982) Tumorimmunologie. In: Hohenfellner R, Zingg EJ (Hrsg) Urologie in Klinik und Praxis – Diagnostik, Entzündungen, Tumoren. Thieme, Stuttgart New York, pp 464–481
29. Lamm DL, Thor DE, Harris SC, Reyna JA, Stogdill VD, Radwin HM (1980) Bacillus Calmette-Guerin immunotherapy of superficial bladder cancer. J Urol 124:38–42
30. Lamm DL, Thor DE, Stogsill VD, Radwin HM (1982) Bladder Cancer Immunotherapy. J Urol 128:931–935
31. Lamm DL, Stodgill VD, Stogdill BJ, Crispen RG (1986) Complications of Bacillus Calmette-Guerin immunotherapy in 1,278 patients with bladder cancer. J Urol 135:272–274
32. Lum BL, Torti M (1983) Therapeutic approaches including interferon to carcinoma in situ of the bladder. Cancer Treat Rev [Suppl B] 12:45–49
33. Merguerian PA, Donohue L, Cockett ATK (1987) Intraluminal interleukin 2 and Bacillus Calmette-Guerin for treatment of bladder cancer: A preliminary report. J Urol 137:216–219
34. Morales A (1984) Long-term results and complications of intracavitary Bacillus Calmette-Guerin therapy in bladder cancer. J Urol 132:457–459
35. Morales A, Eidinger D, Bruce AW (1976) Intracavitary Calmette-Guerin in the treatment of superficial bladder tumors. J Urol 116:180–183
36. Morales A, Ottenhof P, Emerson L (1981) Treatment of residual noninfiltrating bladder cancer with Bacillus Calmette-Guerin. J Urol 125:649–651
37. Olsson CA, Chute R, Chadalawa NR (1975) Immunologic reduction of bladder cancer recurrences rate. Trans Am Assoc Gen Urin Surg 65:66
38. Olsson CA, Chute R, Rao CN (1974) Immunologic reduction of bladder cancer recurrence rate. J Urol 111:173–176

39. Otto U, Huland H, Klosterhalfen H (1984) In: Huland H (Hrsg) Therapie und Rezidivprophylaxe oberflächlicher Harnblasenkarzinome. Thieme, Stuttgart New York, pp 1–8
40. Purves EC, Snell M, Cope WA, Addison IE, Copland RFP, Berenbaum MC (1979) Subcutaneous Coryne-bacterium parvum in bladder cancer. Br J Urol 51:78–282
41. Quesada JR, Rios A, Swansanm D, Trown P, Guttermann U (1985) Antitumor activity of recombinant-derived interferon alpha in metastatic renal cell carcinoma. J Clin Oncol 3:1522–1528
42. Ritts RE (1978) Transfer factors versus combination chemotherapy. An interim report of a randomised postsurgical adjuvant study in osteogenic sarcoma. In: Terry WD, Windhurst D (eds) Immunotherapy of cancer: present status of trials in man
43. Robinson MRG, Richards B, Adib R, Akdas A, Rigby CC, Pugh RCB (1980) Intravesical BCG in the management of T1 Nx Mx transitional cell tumors of the bladder: a toxicity study. In: Pavone-Malcuso M (ed) Bladder tumors and other topics in urological oncology. Plenum Press, New York, pp 171
44. Schellhammer PF, Ladaga LE, Filion MB (1986) Bacillus Calmette-Guerin for superficial transitional cell carcinoma of the bladder. J Urol 135:261–264
45. Schmitz-Dräger BJ, Ebert T, Ackermann R (1986) Topische Interferontherapie beim oberflächlichen Harnblasenkarzinom. Verhandlungsbericht der Deutschen Gesellschaft für Urologie, 37. Tagung, 2–5 Oktober 1985, Mainz. Thieme, Stuttgart New York, pp 123–124
46. Scorticatti CH, De La Pena NC, Bellora OG, Marioatto RA, Casabé AR, Comoli R (1982) Systemic IFN-alpha treatment of multiple bladder papilloma grade I of II patients: Pilot study. J Interferon Res 2:339–343
47. Sedlacek HH (1987) Tumorimmunologie – eine Standortbestimmung. Karger, Basel München Paris London New York New Dehli Singapore Tokyo Sydney
48. Smith RB, DeKernion J, Lincoln B, Skinner DG, Kaufman JJ (1978) Preliminary report of the use of levamisole in the treatment of bladder cancer. Cancer Treat Rep 11:1709–1714
49. Stanisic TH, Brewer ML, Graham AR (1986) Intravesical bacillus Calmette-Guerin therapy and associated granulamatous renal masses. J Urol 135:356–358
50. Strohmaier WL, Bichler K-H, Schanz F (1986) Immundiagnostisch flankierte Interferontherapie beim metastasierenden hypernephroiden Karzinom. Helv Chir Acta 53:317–319
51. Symes MO, Riddell AG (1973) The use of immunised pig lymph node cells in the treatment of patients with advanced malignant disease. Br J Cancer [Suppl] 60:176
52. Symes MO, Riddell AG, Feneley RCL, Tribe CR (1973) The treatment of advanced bladder cancer in sensitized pig lymphocytes. Br J Cancer [Suppl] 28:276
53. Thomas L (1959) Discussion. In: Lawrence (ed) Cellular and humoral aspects of the hypersensitive states. Hober-Harper, New York, pp 529–532
54. Torti FM, Shortcliffe LD, Williams RD, Spaudling JD, Hannigian JF, Palmer J, Meyers FJ, Higgins M, Freiha SS (1984) Superficial bladder cancers are responsive to alpha$_2$-Interferon administered intravesically. Proceedings of ASHO, pp 160
55. Wooruff M (1980) The interaction of cancer and the host. Its therapeutic significance. Grune & Stratton, New York
56. Wunderlich M, Schiessek R, Rainer H, Rauhs R, Kovats E, Schemper M, Dittrich C, Micksche M, Sedlacek HH (1985) Effect of adjuvant chemo- or immunotherapy on the prognosis of colorectal cancer operated for cure. Br J Surg [Suppl] 72:107
57. Zbar B, Bernstein D, Rapp HJ (1971) Suppression of tumor growth at the site of infection with living bacillus Calmette-Guerin. J Natl Cancer Inst 46:138–139

Glossar der onkologischen Therapie des Harnblasenkarzinoms

K.-H. Bichler[1], St. H. Flüchter[1] und W. L. Strohmaier[1]

Die im Text mit * versehenen Begriffe werden im Glossar im einzelnen aufgeführt und erklärt.

ablative Therapie: von Ablatio = Amputation. Abtragung. Beim Harnblasenkarzinom bedeutet dies komplette Tumorentfernung durch die TUR*, aber auch durch die Zytostase-Monotherapie.

adjunktive intravesikale Zytostatikatherapie: Harnblaseninstillation mit einem geeigneten Zytostatikum nach der TUR*.

adjuvante Zytostatikatherapie: Zytostatika-Zusatzbehandlung nach operativer Tumorentfernung im Gesunden. Zielvorstellung ist die Elimination der möglichen, im Körper zurückbleibenden, klinisch nicht faßbahren Mikrometastasen. Die Zytostase soll ein Lokalrezidiv oder eine Fernmetasierung verhindern.

Anoxie: Fehlen von Sauerstoff: kann den Gesamtorganismus oder Teile desselben betreffen. A. macht das Gewebe (normal. CA-) wenig oder sogar unempfindlich gegen Radiatio-Einwirkung. A. begünstigt die Wärmeaufnahme z. B. bei der Hyperthermie*. Folgende Formen werden unterschieden: 1. hypoxämische A.: O_2-Mangel durch Erniedrigung des arteriellen Sauerstoffpartialdruckes. 2. Anämische A.: Herabsetzung der Sauerstoffkapazität des Blutes. 3. Ischämische (venöse) A.: den Stoffwechselbedingungen nicht entsprechende Zufuhr von O_2 durch Unterbrechung der Durchblutung, z. B. beim Gefäßverschluß, durch Sperex* Applikation (CMCl*) (Stagnations-A.). Zytotoxische (histotoxische) A.: hervorgerufen durch Gifte (z. B. Blausäure), die in den Zellstoffwechsel eingreifen.

BCG = Bacille Calmette Guerin: Vaccine aus attenuierten lebenden Tuberkelbakterien, die primär zur Schutzimpfung gegen Tuberkulose eingesetzt werden. BCG wirkt auch als unspezifischer Stimulator der zellulären Immunität und wird seit rund 10 Jahren vor allem im angelsächsischen Sprachraum zur Rezidivprophylaxe oberflächlicher Harnblasenkarzinome bzw. zur Therapie des Carcinoma in situ* der Harnblase eingesetzt. Die Therapieerfolge sind mit der

---

[1] Abteilung für Urologie, Eberhard-Karls-Universität Tübingen, Calwer Straße 7, D-7400 Tübingen.

Therapie des Harnblasenkarzinoms
(K.-H. Bichler, St. H. Flüchter u. W. L. Strohmaier, Hrsg.)
© Springer-Verlag Berlin Heidelberg 1988

intravesikalen Applikation von Zytostatika vergleichbar. Während ursprünglich BCG simultan subcutan und intravesikal verabreicht wurde, scheint nach neueren Untersuchungen die alleinige intravesikale Gabe auszureichen. In über 90% der Fälle ist nach BCG-Applikation mit einer Zystitis zu rechnen. Schwerwiegendere Komplikationen sind verhältnismäßig selten.

Bleomycin (BLM): Antibiotikum mit zytostatischer Wirkung; Mischung von Peptiden; Molekulargewicht 1400; bewirkt Brüche in den DNS-Strängen durch Bildung von freien Superoxid- und Hydroxylradikalen. Die Ausscheidung von BLM erfolgt überwiegend in unveränderter Form renal. Bei eingeschränkter Nierenfunktion (Dosisreduktion 50–75%) kommt es zu einer verzögerten Ausscheidung mit toxischen Nebenwirkungen. Die kutane und pulmonale Toxizität erklärt sich durch das hier fehlende Bleomycin inaktivierende Enzym.

Carcinoma in situ (C_{is}): Präneoplasie; Krebszellen ohne invasives Wachstum. Ca. 45% der carcinomata in situ gehen in ein invasives Stadium über. Indikation zur totalen operativen Entfernung! Primäres C_{is}: eigenständige Tumorveränderung des Urothels unabhängig von sichtbaren Tumoren. Sekundäres C_{is}: Begleitbefund bei sichtbaren Karzinomen.

Chemotherapie: Spezifische Behandlung von Infektionskrankheiten mittels Substanzen, die auf die pathogenen Erreger wachstumshemmend oder abtötend wirken. In der Onkologie spezifische Behandlung von bösartigen Geschwülsten = antineoplastische Chemotherapie. Die medikamentöse Hemmung des Tumorwachstums kann theoretisch erfolgen: 1. durch Hemmung der Zellteilung oder direkte Zytolyse, 2. durch Beeinflussung der den Tumor versorgenden Mikroumgebung (Mikroenvironment), 3. durch den Versuch, die mangelhaft differenzierte Tumorzelle zur ausdifferenzierten, nicht mehr teilungsfähigen Zelle zu entwickeln.
Die Chemotherapie hat zur Zeit vorwiegend antiproliferativen Charakter, da in der Mehrzahl Medikamente Anwendung finden, die die Karzinom-Zellteilung und somit das Karzinomwachstum hemmen.

Chemoembolisation: Permanente Embolisation eines karzinomtragenden Organs oder selektiv des Karzinomgewebes mit einem in Blut ausfallenden, das Gefäßsystem okkludierenden und nicht mehr auflösbarem Trägerstoff (z. B. Ethibloc Okklusions-Emulsion®). Die Trägersubstanz ist mit einem Zytostatikum vermischt, das häufig langfristig an das umgebende Gewebe abgegeben wird.

CISCA-Schema: Polychemotherapie mit Cisplatin* + Cyclophosphamid* + Adriamycin

Cisplatin: = Cis-Diammindichlorplatin (DDT); Schwermetallzytostatikum; wirkt alkylierend und hemmt die DNS-Synthese sowie kurzfristig die RNS- und Proteinsynthese. Die Ausscheidung erfolgt renal v. a. durch glomeruläre

Filtration, aber auch durch tubuläre Sekretion. Um die Zytostatikaaktivität voll auszuschöpfen, ist in Anbetracht der dosislimitierenden Nephrotoxizität nur die Applikation nach forcierter, nephroprotektiver Diurese vertretbar.

CMCI = Cytostaticum-Microspheren-Carcinom-Infusion: siehe intraarterielle Zytostatikaapplikation.

CR = komplette Remission: auch vollständige Remission: vollständiges Verschwinden von pathologisch vergrößerten Lymphknoten sowie aller meßbaren Tumorherde (Knochen, Lunge, Haut, Leber u. a.). Normalisierung krankheitsbedingter Tumormarker: Verschwinden tumorbedingter Symptome (Schmerz, Pruritus, Schwitzen, Schwäche, Mobilitätseinschränkung, Tumoranämie und -kachexie).

Cyclophosphamid: gehört zu den klassischen alkylierenden Substanzen; bilden in vivo instabile Alkylgruppen, welche sich kovalent an elektronegative chemische Strukturen der Zelle (DNS) binden. Wirkungsweise siehe Ifosfamid*.

Debulking: Down-Staging: Präoperative Tumorvolumenverkleinerung eines primär inoperablen Harnblasenkarzinoms durch geeignete karzinoprive (neoadjuvante) Maßnahmen, z. B.: intraarterielle Zytostase*, CMCI*, systemische Zytostase*, kombinierte Therapiekonzepte*. Ziel ist die spätere kurative chirurgische Tumorentfernung (radikale Zystektomie).

Detoxifikation: medikamentöse Maßnahmen (Urothelprotektion bei Cyclophosphamid oder Ifosfamid-Behandlung; forcierte Diurese zur Cisplatin-Therapie) und supportive Maßnahmen* zur Senkung des toxischen Risikos.

Down-Staging: siehe Debulking.

Doxorubicin: zur Gruppe der Anthrazykline gehörendes Zytostatikum; Wirkung beruht auf Interkalation zwischen DNS-Strängen, Teilnahme ihrer freien Radikalen an Redoxreaktionen, Interaktion mit der Zellmembran und Störung der Membranfunktion. Nach hepatischer Metabolisierung erfolgt die Ausscheidung durch die Galle, weswegen bei Leberfunktionsstörungen eine Dosisreduktion erfolgen sollte. Kardiotoxizität limitiert den langfristigen Einsatz (irreversible Kardiomyopathien).

Eisbergphänomen: der exophytische Tumor des Harnblasenkarzinoms entspricht dem über Wasser sichtbaren Teil eines Eisberges. Beim infiltrierend wachsenden Karzinom dehnt sich ein großer Teil des Tumors nicht sichtbar in die Harnblasenwandtiefe und -breite (subepithelial) aus, vergleichbar mit dem Unterwasseranteil eines Eisberges.

endolymphatische Zytostatikaapplikation: analog zur endolymphatischen Radionuklidenapplikation Einbringen von Zytostatika, meist an Liposomen gebunden, in regionale Lymphknoten und das Lymphsystem.

EORTC: European Organisation for the Research on Treatment of Cancer.

Epidophyllotoxin (VM 26): Teniposid; ein Podophyllotoxinderivat aus der Alraunwurzel Podopyllum peltatum; blockiert die Mitose vorübergehend in der Metaphase und induziert einen irreversiblen Block der Zellen in der G_2-Phase, so daß diese nicht mehr in die Mitosephase eintreten können. Hemmen Nukleosideinbau in DNS und RNS. VM 26 ist fettlöslich und überschreitet die Blut-Liquorschranke.

Epirubicin: zur Gruppe der Anthrazykline gehörendes Zytostatikum; vergleichbar mit Doxorubicin, jedoch weniger kardiotoxisch.

Euoxie: physiologische Sauerstoffsättigung; kann sich auf Gesamtorganismus oder Teile desselben beziehen. Siehe auch Anoxie*.

FANFT: 2-*formylamin*-4-(5-*nitro*-2-*furyl*)-*thiazol*: potentes chemisches Harnblasenkarzinogen zur Karzinominduktion*.

5-Fluoro-Uracil: Antimetabolit; blockiert die Thymidin-Synthese (und damit die DNS-Synthese). Zusätzlich Störung der RNS. Wird hepatisch während der ersten Passage in über 50% abgebaut, wodurch bei Lebermalignomen durch intraarterielle oder intraportale Applikation hohe Dosen bei relativ geringen systemischen Nebenwirkungen erzielt werden können.

Harnblaseninstillation: siehe intravesikale Zytostatikainstillation.

Harnblasenteilresektion: siehe Zystektomie.

Hyperthermie: Additives Therapieverfahren (siehe integrierte Therapieverfahren); palliative Form der Tumortherapie, wenn Anwendung als Monotherapie. Die tumordestruktive Wirkung basiert auf der differenten Thermosensitivität zwischen Tumor- und Normalgewebe. Nach den Daten der experimentellen und klinischen Onkologie liegt der tumordestruktive Temperaturwirkbereich zwischen 42 und 45 °C. Es besteht ein Zusammenhang mit der Dauer der Wärmeanwendung (Dosis-Zeit-Konstante). Eine Temperaturanwendung unter 41 °C führt zur Tumorpropagation*. Formen: Ganzkörperhyperthermie, lokale Hyperthermie (Harnblase, Extremitäten), Verfahren der lokalen Hyperthermie: arterielle Perfusion, Wasserbad, Körperhöhlenperfusion, Ultraschall, Mikrowelle, hochfrequenter Wechselstrom (siehe transurethrale Hochfrequenzhyperthermie).

Ifosfamid: gehört zu den klassischen alkylierenden Substanzen; Wirksamkeit während des gesamten Zellzyklus; Zelltod nach Vernetzen benachbarter DNS-Stränge und Störung der DNS-Replikation und Proteinsynthese.

Impfmetastase: =Implantationsmetastase*: Karzinominduktion* (Karzinominokulation*) durch das Trauma der TUR des Harnblasenkarzinoms.

Implantationsmetastase: siehe Impfmetastase.

Induktion: siehe Karzinom-Induktion.

Inokulation: siehe Karzinom-Inokulation.

Instillations-Therapie: siehe adjunktive intravesikale Zytostatikatherapie*, Kurzzeit-Instillations-Therapie*, Langzeit-Instillations-Therapie*, perioperative Chemotherapie*, Stoßtherapie*.

integrierte Therapie: Kombinationsbehandlung des Harnblasenkarzinoms mit dem Ziel einer Verbesserung des Therapieerfolges durch Addition oder Synergismus. Klinisch erprobte und effektive Kombinationen: Radiatio und Zytostase; CMCI und transurethrale Hochfrequenz-Hyperthermie*.

Intraarterielle Zytostatikaapplikation: Zielvorstellung ist die Erhöhung der Zytostatikakonzentration im Karzinom, dadurch Verbesserung des Zytostatikaeffektivität bei Senkung der peripheren Zytostatikakonzentration und folglich der systemischen Komplikationen. Voraussetzung ist eine günstige arterielle Versorgung des tumortragenden Organs oder Areals. Die Applikation des Zytostatikums erfolgt mit Kathetersystemen, die chirurgisch implantiert werden oder transkutan nach der Seldinger-Technik* in die tumorversorgende Arterie eingebracht werden. Die Indikation zu dieser lokalen Maßnahme ist gegeben: 1. beim lokoregionalen*, nicht metastasierenden, primär nicht kurativ operablen Harnblasenkarzinom mit dem Ziel des Debulkings* und der folgenden kurativen chirurgischen Versorgung. 2. beim metastasierenden Tumor zur Palliation. Unterschieden wird:
Zytostatikum-Karzinom-Perfusion: Mit Hilfe eines Perfusionsaggregates wird – häufig in Rezirkulation – das tumortragende Organ, die Extremität oder das Areal isoliert über einen längeren Zeitraum mit Zytostatika durchspült. Durch zusätzliche Hyperthermie* kann eine weitere Schädigung der thermosensiblen malignen Zellen erreicht werden.
Zytostatikum-Karzinom-Infusion: lokale Kurzzeitinfusion (2 bis 7 Minuten) des Karzinoms mit Hilfe der Seldinger-Technik*. Applikationsform der CMCI*. Durch zusätzliche Hyperthermie* kann eine weitere Schädigung der thermosensiblen malignen Zellen erreicht werden.
CMCI = (Cytostatic Microspheres Carcinoma Infusion): intraarterielle Zytostatikum-Mikrospheren*-Karzinom-Infusion: Appliziert wird ein Gemisch aus Mikrospheren und Zytostatika, das nach der Seldinger-Technik* transfemoral über die Blasenarterien in die Harnblasenwand, in den Tumor und/oder in deren Metastasen gebracht wird. Erfahrungen liegen mit den Zytostatika Mitomycin* und Cisplatin* vor. Die 45 μ großen Mikrospheren okkludieren die Tumorgefäße, werden aber durch die körpereigene Amylase wieder abgebaut, so daß eine zeitlich limitierte Ischämie resultiert. Im Tumor und der Harnblasenwand kommt es zu einer Steigerung der Zytostatikumkonzentration bei zu vernachlässigender peripherer Konzentration. Die CMCI ist einfach im Handling. Der operative Aufwand ist gering. Die CMCI ist im Gegen-

satz zur Chemoembolisation·* wiederholbar. Die CMCI ermöglicht einen Wechsel des Applikationsortes, so daß über die linken wie rechten Blasenarterien die gesamte Harnblase einer Zytostase unterzogen werden kann. Je nach Empfindlichkeit des Karzinomgewebes lassen sich folgende Wirkmechanismen diskutieren. 1. Kombinationswirkung Zytostase und Ischämie, 2. alleiniger Zytostatikaeffekt, 3. alleiniger Ischämieeffekt. Die CMCI ist geeignet zur Kombinationstherapie* mit der Hyperthermie*.

CMCI-Angiographie und Therapie:
partiell selektiv: Durch nicht organeigene arterielle Sondierbarkeit mit dem Swan-Ganz-Katheter werden immer Organgruppen (Harnblase, Prostata, Samenblase) angiographisch dargestellt und im Falle der CMCI* gemeinsam behandelt. Dies kann beim lokoregional fortgeschrittenen Karzinom der Harnblase, der Prostata oder Harnblase von Vorteil sein.
selektiv: Einbringen des Swan-Ganz-Katheters intraarteriell in das befallene Organ, wo Tumor- und Nichttumor-Gewebe infundiert werden (Niere).
superselektiv: Einbringen des Swan-Ganz-Katheters intraarteriell unmittelbar in das Karzinomgewebe, so daß die ausschließliche Tumorinfusion möglich ist. Diese Technik gelingt im Einzelfall beim Nierentumor und bei umschriebenen Metastasen.

Chemoembolisation des Karzinoms: siehe dort.

intrakavitäre Zytostatikaapplikation: Einbringen von Zytostatika in körpereigene Höhlen, z. B. in den Liquorraum, die Pleurahöhle, den Peritonealraum, die Harnblase.

intraperitoneale Zytostatikaapplikation: Form der lokalen Zytostase. Palliativmaßnahme beim metastasierenden Karzinom mit symptomatischer Peritonealkarzinose.

intrathekale Zytostatikaapplikation: Einbringen des Zytostatikums in den Liquorraum.

intratumorale Zytostatikaapplikation: Form der lokalen Zytostase (intravesikale Zytostatikaapplikation*). Zytostatikum wird mit einer Injektionskanüle endoskopisch in den sichtbaren Tumor injiziert.

intravenöse Zytostatikaapplikation: systemische Therapieform. Therapie der Wahl beim metastasierenden Karzinom. Die hohe Rate an systemischer Toxizität limitiert die Anwendbarkeit. Sie erklärt sich durch die methodisch bedingte vergleichbare Zytostatikakonzentration im Karzinom- und Nichtkarzinom-Gewebe.

intravesikale Zytostatikainstillation: Form der lokalen Zytostase. Geeignete Zytostatika, gelöst in 20 bis 50 ml Kochsalz, werden für mindestens 60 Minuten in die Harnblase eingebracht. Alternativ hierzu finden KLH*- und BCG*-Harnblasen-Instillationen Anwendung.

Therapieziele: 1. kurative Therapie des carcinoma in situ*. 2. frühzeitige Zerstörung kleinster, durch persistierende Karzinogenexposition entstehende Rezidive. 3. Verhinderung TUR-bedingter Impfmetastasen*. Unterschieden werden folgende Formen: Kurzzeitinstillation*, Langzeitinstillation*, perioperative Instillation*, Stoßtherapie*.

Karnofsky-Index: differenzierte, subjektive Einteilungsskala des Allgemeinbefindens des Patienten;
Aktivitäts-Index
100: normale Aktivität, keine Beschwerden, kein Hinweis auf Tumorleiden.
90: geringfügig verminderte Aktivität und Belastbarkeit.
80: normale Aktivität nur mit Anstrengungen, deutlich verringerte Aktivität.
70: Unfähigkeit zu normaler Arbeit, versorgt sich selbständig.
60: gelegentliche Hilfe, versorgt sich noch weitgehend selbständig.
50: ständige Unterstützung und Pflege, häufige ärztliche Hilfe erforderlich.
40: überwiegend bettlägerig, spezielle Hilfe erforderlich.
30: dauernd bettlägerig, geschulte Pflegekraft notwendig.
20: schwerkrank, Hospitalisierung, aktive supportive Therapie.
10: moribund.

Karzinom-Induktion: Karzinomentstehung experimentell (durch karzinogene Substanzen, z. B. FANFT*) und iatrogen (durch die TUR).

Karzinom-Inokulation: Urothelkarzinomentstehung durch die TUR oder Schnittoperation. Karzinomübertragung auf nichttumortragendes Gewebe (siehe Impfmetastase*, Karzinom-Induktion*).

KLH: key-hole-limpet hemocyanin: Hämocyanin einer nordamerikanischen Napfschneckenart (key-hole-limpet), das beim Menschen eine unspezifische Stimulation der zellulären Immunität bewirkt. Die Substanz ruft damit eine ähnliche Wirkung wie BCG hervor, weist jedoch praktisch keine Nebenwirkungen auf. Nach subcutaner Immunisation mit KLH wird die Substanz in bestimmten Intervallen intravesikal appliziert. KLH befindet sich gegenwärtig noch im Stadium der klinischen Prüfung, erste Ergebnisse zeigen, daß damit in der Rezidivprophylaxe transurethral resezierter oberflächlicher Harnblasenkarzinome ähnliche Ergebnisse wie mit BCG oder mit intravesikal applizierten Zytostatika erreicht werden können.

Kombinierte Therapie: siehe integrierte Therapie

komplette Remission: siehe CR

Kuration: Heilung vom Karzinomleiden. Wird angestrebt beim oberflächlichen Urothelkarzinom durch die differenzierende TUR* und die Zytostatika-Harnblasen-Instillation, beim infiltrierenden Harnblasenkarzinom durch die radikale Zystektomie, beim tief infiltrierenden, primär nicht operablen, lokoregionären Karzinom durch neoadjuvante* Maßnahmen und radikale Zystektomie*.

Kurzzeit-Instillations-Therapie: Therapiekonzept der lokalen Harnblaseninstillation mit einem geeigneten Zytostatikum. Die Behandlung setzt nach der TUR* ein und dauert 6 Monate.

Langzeit-Instillations-Therapie: Therapiekonzept der lokalen Harnblaseninstillation mit einem geeigneten Zytostatikum. Die Behandlung setzt nach der TUR* ein und läuft über einen Zeitraum von 3–5 Jahren.

lokale Zytostase: = Sammelbegriff für intraarterielle*, intrakavitäre*, intraperitoneale*, intrathekale*, intratumorale* und intravesikale* Zytostatikaapplikation.

lokoregionales Karzinom: tief infiltrierendes nicht metastasierendes Harnblasenkarzinom ($T_{3/4}$, N_0, M_0).

Methotrexat = MTX: Folsäureantagonist (Hemmung des Enzyms Dihydrofolatreduktase); Angriffspunkte des MTX im Zellzyklus sind das Ende der G_1-Phase und die DNS-Synthese-Phase. Daneben wird auch die RNS- und Protein-Synthese gestört.

Mikrospheren (Spherex®): 45 µ große Stärkemoleküle, die nach intraarterieller Applikation die Kapillaren okkludieren. Vermischt mit Zytostatika und in das Karzinomgewebe eingebracht (CMCI*), führen sie zu einer Zytostatikaanreicherung im Gewebe bei gleichzeitig niedrigem Zytostatikaspiegel in der Peripherie. Daraus resultiert eine zu vernachlässigende systemische Toxizität. Die Mikrospheren werden durch die körpereigene Amylase abgebaut (Halbwertzeit 20–30 Minuten). Daraus resultiert eine zeitlich limitierte ca. 20 minütige Tumorischämie. Beim Leberzellkarzinom wird dieser Ischämie ein destruktiver Effekt zugeschrieben.

Mitomycin: = Mitomycin C; Antibiotikum mit zytostatischer Aktivität als alkylierende Substanz. Ausscheidung erfolgt über Niere und Galle. Induziert eine verzögerte Knochenmarkstoxizität.

MVAC: Polychemotherapieschema, bestehend aus Methotrexat* + Vinblastin* + Adriamycin (Doxorubicin*) + Cisplatin*.

MVEC: Polychemotherapieschema, bestehend aus Methotrexat* + Vinblastin* + Epirubicin* + Cisplatin*.

Nadir: arabisch, Punkt des geschlossen gedachten Himmelsgewölbes, das senkrecht unter dem Beobachter liegt. Gegenpunkt zum Zenit. Übertragen „Talsohle" der Leukozyten und Thrombozyten unter zytostatischer Therapie.

Nadirsepsis: Sepsis bei Leukozyten- und Thrombozytendepression im Rahmen einer zytostatischen Therapie.

NC = Stabilisierung oder stationäres Verhalten („no change"): Weniger als 50%ige Tumorreduktion; Keine quantifizierbare Veränderung von tumorbedingten Symptomen und pathologischen Laborwerten; als Therapieerfolg bewertbar bei dokumentiertem Tumorwachstum vor der Therapie.

neoadjuvante Therapie: Beginn der adjuvanten* Chemotherapie* vor der definitiven chirurgischen Maßnahme wie radikale Zystektomie*, Harnblasenteilresektion* oder TUR*. Ziele: Verbesserung der Ergebnisse der definitiven operativen Behandlung durch Tumodebulking*; Down-Staging* im Einzelfall bis zur chirurgisch und histologisch dokumentierten kompletten Remission*; frühestmögliche Behandlung von nicht erkannten Mikrometastasen; Vermeidung von Karzinomausbreitung durch den operativen Eingriff.

Null-Therapiearm: Therapiegruppe in einer randomisierten Studie, die das zur Bewertung anstehende Medikament nicht enthält.

P = Progression: Fortschreitendes Tumorwachstum unter Therapie: Mehr als 25%ige Vergrößerung von vorbestehenden Tumorherden oder Auftreten neuer Tumormanifestationen nach mindestens 4 Wochen Behandlung. Deutliche Verschlimmerung subjektiver Parameter und Laborwerte.

Palliation: Lindernde Behandlung im Gegensatz zur heilenden. Behandlung, die gegen einzelne Symptome, nicht gegen die Krankheit selbst gerichtet ist. Indikation der lokalen*, intraarteriellen* Zytostase. Aufgrund der reduzierten Allgemeinsituation bei fortgeschrittenem Karzinomstadium und der häufig starken Nebenwirkungen verbietet sich hier meist die systemische* Zytostatikatherapie.

partielle Remission: siehe PR.

Podophyllin: Pulver von Podophyllum peltatum; Mitosegift; findet heute vorwiegend Anwendung zur lokalen Behandlung z. B. der Kondylomata acuminata.

perioperative Chemotherapie: Form der lokalen* Zytostatikaapplikation; Zytostatika-Harnblasen-Instillation*, die unmittelbar nach Beendigung der TUR eines Harnblasenkarzinoms noch in die traumatisierte Harnblase erfolgt mit dem Ziel der Vermeidung einer Impfmetastasierung*.

Polychemotherapie: kombinierte Chemotherapie (nicht zu verwechseln mit kombinierten Therapiekonzepten*): Die hintereinander erfolgende oder an definierten, verschiedenen Tagen gestaffelte Applikation von unterschiedlich wirksamen und aufeinander abgestimmten Zytostatika unter der Vorstellung der additiven oder synergistischen Effektivität (z. B. M-VA(E)C*, CISCA*, FA(E)M*).

PR = partielle Remission, auch Teilremission oder **unvollständige Remission:** Rückgang meßbarer Tumorherde um mindestens 50% Flächenmaß; Rückgang von Organvergrößerungen um mindestens 50%. Normalisierung der Tumormarker; deutliche Besserung tumorbedingter Symptome.

Progression: siehe P.

Propagation: siehe Tumorpropagation.

Prophylaxe: Verhütung von Krankheiten, Vorbeugung. Rezidiv-Prophylaxe.

regionale Chemotherapie: = lokale Zyostatikatherapie: Ziel ist die Erhöhung der Zytostatikumkonzentration im Karzinomgewebe bei gleichzeitig niedrigen peripheren Konzentrationen, so daß systemische Therapiefolgeerscheinungen nicht zu erwarten sind. Die Zytostatika werden eingebracht über das vaskuläre Versorgungsgebiet eines Tumors oder in anatomisch vorgegebenen Körperhöhlen. Unterscheiden lassen sich: intraarterielle Zytostatikaapplikation*, intrakavitäre Zytostatikaapplikation* (intrathekal*, intraperitoneal*), endolymphatische Zytostatikaapplikation*, intratumorale Zytostatikaapplikation*, intravesikale Zytostatikaapplikation*.

Remission
komplette: siehe unter (CR),
partielle: siehe unter (PR).

Residualtumor: Zurückgebliebener Tumor; nicht komplett resezierter Tumor.

Resistenz: = Tumorresistenz: Existenz resistenter Tumorzellsubpopulationen. Ursächlich wird diskutiert: 1. Somatische Mutation spontan aus primär sensiblen Zellen. 2. Selektion durch Wachstumswettbewerb. Die Zellen mit geringer Zellproliferation unterliegen. Die Zellen mit aktiverer Proliferation und proliferativen Vorteilen wie Hormon-Unabhängigkeit oder Kapazität zur Infiltration und Metastasierung überwiegen.

Rezidivtumor: Tumorneuentstehung trotz vorangegangener kompletter Tumorresektion im Gesunden (differenzierende TUR*, Nachresektion*, Sicherheitsresektion*).

Salvage-Zystektomie: siehe Zystektomie.

Seldinger-Technik: Angiographie-Technik; abdominale Aortographie; direkte perkutane, meist transfemorale Angiographie mit einem flexiblen Polyäthylenkatheter, wobei im Falle der CMCI* eines Harnblasenkarzinoms die Katheterspitze über die Arteria iliaca unterhalb der Abgangsstelle der Arteria glutaea superior plaziert wird, um das Zytostatikum-Mikrosperen*-Gemisch über die Arteriae vesicales in die Harnblase zu applizieren.

Spherex®: siehe Mikrospheren.

Stabilisierung: siehe NC.

Stoßtherapie: Form der intravesikalen Zytostatikainstillation (mit MMC*), die perioperativ beginnt und an 10 aufeinanderfolgenden Tagen durchgeführt wird.

supportive Therapie: Detoxifikations*-Maßnahmen mit dem Ziel, die systemischen Therapiefolgeerscheinungen, insbesondere durch die Myelosuppression, herabzusetzen. Diese können sein: selektive Antibiotikagabe, Substitution von Blutbestandteilen, die autologe oder allogene Knochenmarkssubstitution, die intravenöse Hyperalimentation.

systemische Therapie: antineoplastische Chemotherapie: intravenöse Applikation = logische Therapieform bei disseminierter Karzinomausbreitung.

Thiotepa: Triäthylenthiophosphoramid: gehört zu den klassischen alkylierenden Substanzen; bilden in vivo instabile Alkylgruppen, welche sich kovalent an elektronegative chemische Strukturen der Zelle (DNS) binden. Wirkungsweise siehe Ifosfamid*.

topische Therapie: lokale Therapie = intravesikale Therapie = intravesikale Instillation = intraperitoneale Zytostatikaapplikation = intraarterielle Zytostatikaapplikation = intratumorale Zytostatikaapplikation.

transurethrale Hochfrequenzhyperthermie: Spezielle Hochfrequenzapplikationsform durch die Harnröhre mit der Möglichkeit einer homogenen Erwärmung der gesamten Harnblasenwand. Die Wärmeinduktion erfolgt durch hochfrequenten Wechselstrom des Langwellenbereichs (Frequenz 300–500 kHz, Wellenlänge 1000 m gemessen in Luft). Ein transurethral eingebrachtes, modifiziertes Endoskop dient als aktive innere Elektrode. Handelsübliche Koagulationselektroden finden als äußere, inaktive Elektroden Anwendung. Als Harnblasenfüllungs- und Kühlungsmedium dient eine 17%ige Kochsalzlösung, die ebenso wie Muskulatur eine elektrische Leitfähigkeit von 3,5 mSiemens/cm hat. Die Temperatur im Tumor und in der Harnblasenwand wird kontinuierlich über endoskopisch applizierte Thermocouples gemessen. Die angewandte Technik sichert die Einhaltung des als effektiv erkannten Temperaturniveaus von 43 °C in allen Schichten der Harnblasenwand. Das Verfahren ermöglicht die Behandlung der endoskopisch nicht sichtbaren subepithelialen Tumorareale (Eisbergphänomen), nicht komplett erfaßbarer multilokulärer Karzinome sowie des Carcinoma in situ. Bezüglich des Wirkprinzips der Karzinomdestruktion siehe Hyperthermie*.

TUR: *T*rans-*U*rethrale *R*esektion (des Harnblasenkarzinoms).
  differenzierende TUR: Schematische Abtragung des Harnblasenkarzinoms in definierten Portionen zur differenzierten histopathologischen Aufarbeitung

mit dem Ziel 1. eines exakten operativen Tumorstagings (pT), 2. des objekti-
ven Nachweises einer Karzinomresektion im Gesunden (z. B. Portion 1: Exo-
phyt. Portionen 2, 3, 4, 5: tumoreinkreisende Begrenzungsschnitte makroskopisch tumorfrei erscheinender Areale oberhalb, links, unterhalb und rechts
der Exophyten, Portion 6: Tumorgrund).
Nachresektion: Erneute Resektion des Tumorgebietes bei Nachweis einer in-
kompletten Tumorresektion.
Sicherheits-Resektion: erneute Resektion nach 5–6 Wochen nach der differenzierenden TUR zur „Sicherung" des Befundes „tumorfrei".

Tumorinduktion: siehe Karzinominduktion.

Tumorinokulation: siehe Karzinominokulation.

Tumorpropagation: Ausbreitung, Progression eines Tumors.

Tumorresistenz: siehe Resistenz.

Tumorzellimplantation: siehe Impfmetastase.

Vinblastin: Vertreter der Vincaalkaloide aus der Gruppe der Pflanzenalkaloide.
Kein prinzipieller Unterschied zum Vincristin* auf zellbiologischer oder mo-
lekularbiologischer Ebene, so daß das veränderte Wirkungs- und Toxizitäts-
spektrum beider Substanzen nicht erklärt werden kann. Geringe Neurotoxizität, Myelosuppression dosislimitierend.

Vincristin: Vertreter der Vincaalkaloide aus der Gruppe der Pflanzenalkaloide.
Zytostatisch wirksam durch Blockierung der Mitose in der Metaphase. Ist
zum Unterschied von Vinblastin, mit dem es große chemische Ähnlichkeit
aufweist, selten und nur in geringem Maße myelosuppressiv; neurotoxisch.

VM 26: siehe Epidophyllotoxin.

WHO-Kriterien: siehe Remission, komplette Remission, partielle Remission,
NC-Stabilisierung.

Zystektomie: operative Entfernung nur der Harnblase.
partielle Zystektomie: = Blasenteilresektion: Findet Anwendung im Rahmen
der Tumorchirurgie bei unifokalem Urothelkarzinom, wenn eine Exzision
weit im Gesunden möglich ist und der Tumor im freien Teil der Harnblase
liegt.
radikale Zystektomie: Zysto-Prostato-Vesiculektomie, im Rahmen der radikalen Tumorchirurgie Entfernung der Harnblase mit Prostata und Samenblase. Dem Eingriff geht eine Staginglymphadenektomie voraus.
Salvage Zystektomie: Zystektomie nach Strahlentherapie wegen eines Tumor-
rezidives oder den therapierefraktären Folgen der Radiatio, z. B. der Radio-
zystitis.

Zytostatikaapplikation: siehe intraarteriell*, intrakavitär*, intraperitoneal*, intrathekal*, intratumoral*, intravenös*, intravesikal*.

Zytostatikum-Karzinom-Perfusion: siehe intraarterielle Zytostatikaapplikation.

Zytostatikum-Karzinom-Infusion: siehe intraarterielle Zytostatikaapplikation.

Zytostatikum Mikrospheren-Karzinom-Infusion = CMCI: siehe intraarterielle Zytostatikaapplikation.

Zytostatika-Hämofiltration: siehe intraarterielle Zytostatikaapplikation.

Zytotoxizität: Die antineoplastische Zellschädigung ist abhängig von intrazellulärer Substanz (Zytostatikum) Aufnahme und Retention, intrazellulärer Substanzaktivierung und -inaktivierung sowie Verfügbarkeit von und Affinität zu Zielmolekülen (Rezeptoren). Was die Zuordnung eines erworbenen Immundefektes betrifft, so ist bei Patienten mit fortschreitendem Karzinomleiden schwer zu klären, ob ein Immundefekt zu Lasten der malignen Erkrankung, des geschwächten Organismus, komplizierender Begleiterkrankungen oder der Zytostatikatherapie geht. Die meisten Zytostatika sind potente Immunsuppressiva. Ausmaß und Dauer der Immunsuppression dürften abhängig sein von der Art des Zytostatikums, der Dosis, Applikationsart, Wirkkonzentration und Wirkdauer. Wenn chemotherapie- und krankheitsbedingte Immunsuppression sich addieren, bleibt zu befürchten, daß die Infekt- oder Tumorresistenz zusammenbricht. Andererseits sind Zytostatika auch Immunmodulatoren. Es wird diskutiert, daß gewisse Therapieeffekte nicht allein auf zytostatischer, sondern auch auf der immunmodulatorischer Wirkung beruhen.

Sachverzeichnis

K.-H. Bichler, R. Harzmann, Universität Tübingen

Das Harnblasenkarzinom

Epidemiologie, Pathogenese, Früherkennung

1984. 129 Abbildungen. XII, 237 Seiten.
Gebunden DM 92,–. ISBN 3-540-13115-9

Aus den Besprechungen: „... dieses Buch
hat eine Lücke in modernen Abhandlungen
über das Harnblasencarcinom geschlossen.
Das Werk gehört in jede Bibliothek von
Urologen und Pathologen, um diagnostische und pathogenetische Aspekte schnell
zu klären. Hierzu hilft das ausreichende
Sachverzeichnis und das jedem Beitrag
anhängende, z. T. sehr ausführliche Litera-
turverzeichnis."
                                   Berichte Pathologie

„Das vorliegende Buch gibt eine umfassende Übersicht über den aktuellen Stand
der Ätiologie sowie insbesondere der
verschiedenen labortechnischen Möglichkeiten zur Frühdiagnostik des Harnblasencarcinoms... Für den Urologen in Klinik
und Praxis sollte das vorzügliche Werk zur
Pflichtlektüre gehören."
                                   Zentralorgan Chirurgie

Springer-Verlag
Berlin Heidelberg New York
London Paris Tokyo

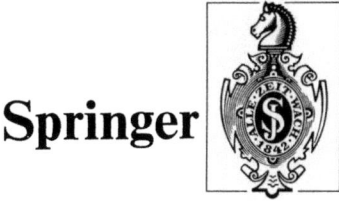

Springer

G. Staehler, Universität München (Hrsg.)

Das Nierenkarzinom

Aktuelle Therapie

Mit Beiträgen zahlreicher Fachwissenschaftler

1988. 69 Abbildungen. X, 138 Seiten.
Gebunden DM 88,–. ISBN 3-540-18775-8

Das Buch gibt eine aktuelle Darstellung der Behandlungsmethoden des Nierenkarzinoms. Neben der Wertigkeit der heutigen bildgebenden Verfahren und der Pathologie des Nierenkarzinoms werden die operativen Techniken und deren Ergebnisse ausführlich dargestellt, insbesondere die organerhaltende Nierentumorchirurgie (Nierentumorausschälung, Exzisionen, die operative Ausräumung von Nierentumoren mit Cavazapfen und die systematische radikale Lymphadenektomie bei Tumornephrektomie). Weitere Themen befassen sich mit dem Stellenwert der Embolisation in der Behandlung des Nierenkarzinoms, immunologischen Aspekten sowie der Strahlentherapie und der Chemotherapie des metastasierten Nierenkarzinoms.
Die umfassende Darstellung des Themas macht dieses Buch zu einem zuverlässigen Ratgeber für alle, die Patienten mit Nierenkarzinom behandeln.

Springer-Verlag
Berlin Heidelberg New York
London Paris Tokyo

Springer

MIX
Papier aus verantwortungsvollen Quellen
Paper from responsible sources
FSC® C105338

If you have any concerns about our products,
you can contact us on
ProductSafety@springernature.com

In case Publisher is established outside the EU,
the EU authorized representative is:
Springer Nature Customer Service Center GmbH
Europaplatz 3, 69115 Heidelberg, Germany

Printed by Libri Plureos GmbH
in Hamburg, Germany